U0594310

大美针灸

主　编：王洪彬

副主编：武淑娟　赵　舒

编　委：虞跃跃　李　旗　邹德辉　李佳凝　李雪青
　　　　董　雪　韩昀彤　曹　岩　王　琦

主　审：崔建美　李继安

吉林大学出版社
·长春·

图书在版编目（CIP）数据

大美针灸 / 王洪彬主编. -- 长春 : 吉林大学出版
社, 2022.9
　　ISBN 978-7-5768-0808-7

　Ⅰ. ①大… Ⅱ. ①王… Ⅲ. ①针灸学—教材 Ⅳ.
①R245

　　中国版本图书馆CIP数据核字(2022)第192050号

书　　　名：大美针灸
　　　　　　DAMEI ZHENJIU

作　　　者：王洪彬
策 划 编 辑：李承章
责 任 编 辑：曲　楠
责 任 校 对：赵黎黎
装 帧 设 计：刘　丹
出 版 发 行：吉林大学出版社
社　　　址：长春市人民大街4059号
邮 政 编 码：130021
发 行 电 话：0431-89580028/29/21
网　　　址：http://www.jlup.com.cn
电 子 邮 箱：jldxcbs@sina.com
印　　　刷：三河市文阁印刷有限公司
开　　　本：787mm×1092mm　　1/16
印　　　张：9.5
字　　　数：200千字
版　　　次：2022年9月　第1版
印　　　次：2022年9月　第1次
书　　　号：ISBN 978-7-5768-0808-7
定　　　价：45.00元

编写说明

　　《大美针灸》是为传播推广我国瑰宝——针灸而创作的专业美育教材。针灸的诊疗过程与其说是技术操作，不如说是艺术创作，以针艾为笔，以经络腧穴为画布，以医者之手的温度、气韵，勾勒出健康的永恒。本书将针灸与美学相结合，将经络腧穴源流的动态布局之美，经络彩图绘制的艺术之美，金针救急治病的技艺之美，针刺镇痛麻醉的应用之美，多样微针系统的创新之美，普惠全球民众的传播之美，养生治未病的预防之美，云端自我保健的共享便捷之美一一呈现，融入针灸文化自信、大医精诚精神、传承精华及守正创新的信念等思政元素，使读者领略中医针灸的神奇魅力。全书与时俱进，个性突出，不落窠臼，化深奥晦涩为浅显易懂，变生硬解释为生动演绎，以科学为基础，以美学为特点，以普及为目的，从文化和医学的视角进行阐述，运用文字、图片等多种表现形式，拉近与读者的距离。作为专业美育教材，本书既满足了广大读者对中医针灸的求知欲，又能以科学的方式来指导实际生活，将针灸美学的种子广为根植，为形成全社会"信中医、爱中医、用中医"的浓厚氛围和共同发展中医药的良好格局奠定坚实基础。

　　《大美针灸》第一章由虞跃跃负责编写；第二章由董雪、李雪青负责编写；第三章由邹德辉负责编写；第四章由赵舒、曹岩负责编写；第五章由李旗负责编写；第六章由武淑娟负责编写；第七章由李佳凝负责编写；第八章由王洪彬、韩云彤负责编写。插图由韩昀彤制作。全书由王洪彬负责统稿，王琦协助校对，崔建美、李继安教授负责审稿。鉴于编写时间紧迫，书中难免有错误和疏漏之处，敬请广大读者给予批评指正！

　　《大美针灸》图文并茂，简单明了，娓娓道来，集知识与趣味为一体，兼顾科普与学术，是了解和学习针灸的重要参考书，可供国内外广大针灸爱好者参考阅读。

《大美针灸》编委会

2021年11月

前　言

    本书是在华北理工大学教学建设委员会五育建设专门委员会的整体谋划、设计和指导下完成的美育教育类教材，旨在将美育教育全面融入专业人才培养体系，弘扬社会主义核心价值观和中华优秀传统文化，引领学生树立正确的审美观念，陶冶高尚的道德情操，塑造美好心灵，通过对专业中蕴含的价值与美进行充分的解读与揭示，在专业知识中理解美、体验美、传递美及创造美，打造学生热爱和投身专业的精神骨骼，以美润德、以美激智、以美健体及以美益劳。

目　　录

第一章　炊灼孔窍定经络

本章导读

　　经络是古代医家通过长期的医疗实践，不断观察总结而逐步发现的，其存在毋庸置疑；然而，经络究竟是如何起源的呢？本章主要从先经后穴的动态循经感传、先穴后经的主治归纳布局和隧道返观内视等角度，揭开经络起源的神秘面纱。通过本章的学习，使针灸推拿学专业新生树立专业思想，感受经典之美，勇于探根寻源。

第一节　循经感传定经络

一、医史出疑惑

　　《黄帝内经》成书于两千五百多年前，全面总结了秦汉以前的医学成就，作为祖国传统医学思想的理论基础及精髓，占据着中国医学发展的主导作用。中国历代医家无不重视《黄帝内经》，将其称为医家之宗、医家之本。《黄帝内经》由《素问》和《灵枢》两部分组成。其中，《灵枢》又称《针经》《九针》，其在针灸学历史上的权威地位为历代医家所公认。《灵枢·脉度》云："经脉为里，支而横者为络，络之别者为孙。"经络是人体气血运行的通路，经是经脉，犹如途径，贯通上下，沟通内外，是经络系统中的主干；络是络脉，较经脉细小，纵横交错，遍布全身，是经络系统中的分支。但有关于经络的形成起源《黄帝内经》却只字未提，这也为经络是否真实存在及其起源蒙上了神秘的面纱，引得医史学家们不断研究与考证。

二、考古寻根源

20世纪70年代，考古发现的马王堆帛书（见图1-1）、张家山竹简（见图1-2）和人体经脉漆木模型（见图1-3）等均有经络的相关记载。其中，帛书《足臂十一脉灸经》和《阴阳十一脉灸经》是目前发现的最早的针灸学文献，书中载有经络循行路线而没有穴位，有灸法而无针法。

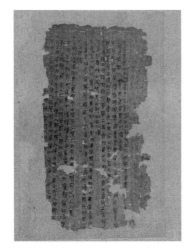 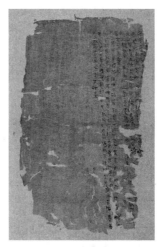 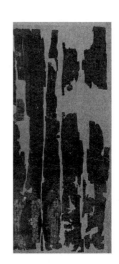

《足臂十一脉灸经》　　　《阴阳十一脉灸经》甲本　　　《阴阳十一脉灸经》乙本

图1-1　马王堆帛书

图片来源于湖南省博物馆网站

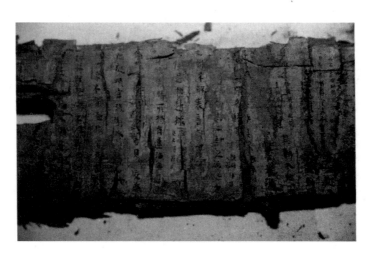

图1-2　张家山竹简

图片来源于文物出版社《张家山汉墓竹简（二四七号墓）》

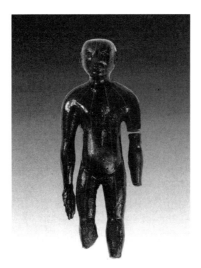

图1-3 西汉人体经脉漆木模型

图片来源于绵阳市博物馆网站

　　马王堆出土的锦帛大部分已残缺破损，经过多年严谨挖掘、复原和整理，专家惊奇地发现，《足臂十一脉灸经》和《阴阳十一脉灸经》这两部文献彼此孤立，不成网络。

　　《足臂十一脉灸经》中以足表示下肢经脉，共有6条经脉线；以臂表示上肢经脉，共有5条经脉线。11条经脉线的排列顺序为先足后臂，均由四肢末端流向躯体中心或头面方向，有向心性的规律，这与现代经脉走行差别很大。

　　《阴阳十一脉灸经》记载的经脉顺序为先阴脉后阳脉，在11条经脉中有9条经脉是从四肢走向躯体中心；而肩脉由头部起始，经上肢外侧而止于手部；足太阴脉由少腹起始，经下肢内侧而止于足部的远心方向。这与《足臂十一脉灸经》中的经脉线有所区别，与现代经脉走行有相似之处。

　　《足臂十一脉灸经》和《阴阳十一脉灸经》这两部文献记载的脉与脉之间没有相互衔接；在治疗疾病时均采用灸法；《足臂十一脉灸经》记载的与各脉相关的疾病多达147种，比《阴阳十一脉灸经》具体而详细。两部书虽涉及一些脏腑相关内容，但无四肢和内脏由经脉相连的记载，更没有后世"十二经脉内联十二脏腑"之说，反映了早期经络学说的面貌。

　　《足臂十一脉灸经》和《阴阳十一脉灸经》之后三百多年的《黄帝内经》，补充了手少阴心经至十二经脉，并论述了十二经脉与十二脏腑之间的关系，这种互为表里的关系一直沿用至今。同时，《黄帝内经》中出现了穴位及针法。基于此，专家认为，经脉的起源早于腧穴，提出了"经脉起源于循经感传现象，后逐渐发展到腧穴"的观点。刘澄中教授等考订《韩诗外传》、《说苑》与《史记》的记载，认为"俞拊炊灼孔窍而安定经脉"，进一步佐证"经络起源于循经感传"的论述。

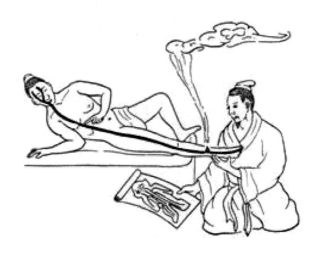

图1-4　俞拊炊灼孔窍而安定经脉
图片来自《经脉医学-经络密码的破译》

三、感传定线路

古代医家用针刺、艾灸或其他方法刺激人体的一定部位时，人体会产生酸、麻、重、胀和温热等主观感觉，这些感觉常沿着一定路线进行传导，把这种动态的感觉传导路线进行归纳和总结，就形成了古典的经络路线。这种感觉循行现象，古人称之为"气行"现象。后来因为"气"字在中医学领域的概念扩展，另有所用，所以便使用"脉"字来称呼循行感觉的走行路线，感觉循行现象就是"脉行"现象。此后，又有切脉的"血脉医学"来争夺"脉"字的使用权，于是便改作"经脉"。两汉之后，"经脉"被确认为正式术语，十二脉，就是十二经脉。

在古今文献中，有大量沿经脉线感觉循行的记载。《灵枢·九针十二原》曰"若行若按，如蚊虻止"，以此来形容针刺的感觉似蚊虻爬行一样，按照一定路线循行。《灵枢·五十营》记载"人一呼，脉再动，气行三寸，一吸，脉亦再动，气行三寸，呼吸定息，气行六寸"描述了感觉传导的速度。《灵枢·刺节真邪》记载"上寒下热，先刺其项太阳，久留之，已刺则熨项与肩胛，令热下合乃止，此所谓推而上之者也"，描述了针刺时促使热感产生并传导的方法，后世医家更是以此进行针刺的"催气"操作，达到"按摩勿释，著针勿斥，移气于不足，神气乃得复"（《素问·调经论》）的目的。

1978年，全国经络研究协作组统一将此现象定名为"循经感传现象"或"循经感传"。20世纪70年代，原国家卫生部对全国28家单位的约30万人进行了循经感传的大调查，对测定循经感传进行了统一标准。调查结果表明，循经感传在中国不同地区、民族、性别的人群中普遍存在，出现率为20.3%，但显著型者的出现率为0.35%。年龄、体质、家族、疾病和季节等对感传出现有一定影响。四种不同感传类型在人群中分布，按照不显著型、稍显著型、较显著型、显著型的顺序依次递减（见图1-5）。

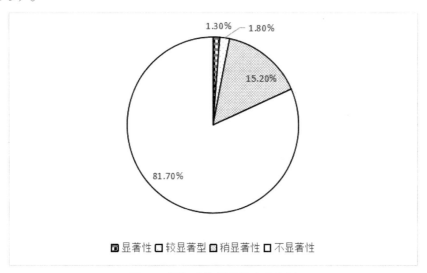

图1-5　循经感传显著程度分布图

图片来自郭义主编《实验针灸学》

循经感传路线与古典经脉主干循行路线基本一致。在病理情况下，针刺不经过病所（患区）的经脉穴位时，感传路线沿穴位所属经脉路线循行，至病所附近，却偏离该经脉转向病所。循经感传的感觉性质多种多样，大多数以酸、胀、麻、痛为主。循经感传速度缓慢，一般1～10 cm/s。循经感传路线通常呈带状，四肢部位较窄，躯干部位较宽。感传深度因部位而异，肌肉丰厚处，感传线较深，似在肌肉中；肌肉浅薄处感传线较浅，似在皮下。感传方向，刺激井穴，感传向躯干、头面部传导；刺激头面部或躯干部的穴位，感传向四肢传导；刺激经脉中途的腧穴，则感传一般呈离心性和向心性的双向传导（见图1-6）。在感传线上施加一个阻滞性刺激，可使感传不再向前传导；去除刺激，感传可恢复。当感传沿经脉到达所属络的脏腑器官时，相应脏腑器官的机能发生明显变化，即循经感传的效应性反应，如感传沿心经或心包经到达胸部时，受试者可出现每搏输出量显著增加，冠心病患者的胸闷消失或出现心慌、心悸，或心率加快、减慢，感传过去后，心率又可恢复。

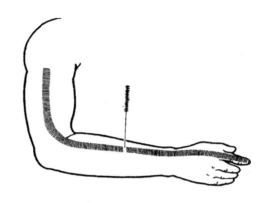

图1-6　针刺温溜（手阳明大肠经LI7）感传路线示意图

图片来自郭义主编《实验针灸学》

近年来，人们利用现代实验研究手段从不同角度对循经感传进行了深入的研究与探讨，将"刺激穴位—产生得气感—沿经脉传导—被大脑感知"的针感感应和针感传导动态过程逐一展现，使循经感传的主观感觉描述能够客观地呈现，为经络实质的阐述与临床疗效的提高奠定了基础，而动态的循经感传也是人体健康活力的源泉。

第二节　主治归纳定经络

在长期的针灸临床实践中，古代医家发现机体的病理反应点、砭石针具的刺激点、临床的治疗点，三点合一即为腧穴，腧穴不仅能治疗穴位所在局部的病证，还能治疗某些远隔部位的病证，而且这些主治范围基本相同的穴位往往有规律地排列在一条线路上，这些线路即为经络。经络学说的发展经历了"以穴定经、先穴后经、先点后线"的过程，而这种"点—线"的整体协调性，展现了经络的完美布局。

一、早期腧穴的形成

早期腧穴的发现，起源于对人体"无意识状态"的刺激。在人类发展史上，人们用来医治疾病、减轻痛苦所使用的医疗工具，与当时的生产力水平直接相关。早在史前文明时期，人类已经用石制工具来进行疾病的治疗，这种石制工具就是"砭石"（见图1-7）。

砭石的使用，是人类文明开始的重要标志之一。在早期的原始社会中，中国古猿人使用的石器，其用途并未十分"细化"，往往是一种工具多种用途，即日常生活或生产工具兼用于医疗。从近年来我国出土的旧石器时期的考古实物来看，在旧石器时期除了有"石片石器"外，也可见到不少细小的石器及个别磨制石器。石器的形状不同用途不同，凡具有尖、削等特征的石器都能用于叩击、点刺患处；凡具有圆、钝、平等特征的都可用于按压、搓揉肌肤；凡具有刃口及削、刮形态的石器都能用于切割痈脓、刺泻瘀血。

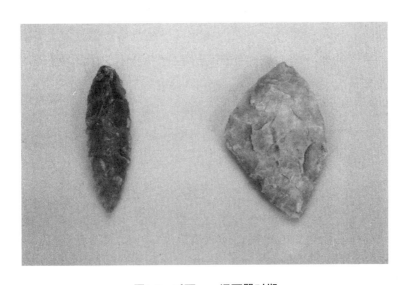

图1-7 砭石——旧石器时期

图片来自山东中医药高等专科学校博物馆网站

追本溯源，砭石的用途主要是刺破痈肿以治病，如《战国策·秦策》云："扁鹊怒而投其石。"后汉高诱注云："投，弃也。石，砭。所以砭弹臃肿也。"但是古人并未规定砭石必须磨制光滑，所以，稍微粗糙一些的石镰、石镞或者石刀之类也可以充当"砭石"的角色来刺破痈肿。

由此可见，早在旧石器时代，智慧的中国祖先就已经开始采用砭石来解除痛楚，并将其发展为医疗工具。

到了新石器时代，人们将各种形状的砭石直接作用于人体部位上的敏感反应点，这就是早期穴位的形成。此后又经过长期的摸索和研究，人们把这些反应点用线连接起来形成了有序的脉络，这就是经络的起源。经络学说的形成和成熟，促使中医学成为人类医学史上一颗璀璨的明珠。

二、病理反应的刺激

中国原始社会阶段的人类在出现身体不适时，往往会不自主地去按压或抚摩患处，而当人体产生脓疡时，就会用砭石等割刺脓疡，以缓解不适，这个过程与其说是医疗行为，还不如说是本能使然，就如动物在受伤后会舔舐自己的伤口一样，完全是种无意识的行为。然而，人与动物的区别使得人类能从中寻求本质，由原来的被动行为转化为主动行为，当人体再次出现病痛时，通过主动按压或砭刺一些特殊的部位来缓解疼痛，这是个显而易见的进步。但以此来说明此时就有了腧穴的概念显然也是牵强的，因为在此时，古人的认知水平还没有可能使其意识到这些部位就是后来被称为腧穴的地方，并且这些部位存在着"范围的广泛性"与"部位的不确定性"等特点，与后来所确定的腧穴概念不可同日而语。

古代医家在医疗实践中还发现，当体内某一脏腑发生疾病时，在体表相应部位可出现一些病理反应，如压痛、瘙痒、结节、条索、丘疹、皮肤色泽改变等一系列异常反应。《灵枢·九针十二原》所言："五脏有疾也，应出十二原，而原各有所出。明知其原，睹其应，而知五脏之害矣。"《灵枢·本脏》曰："视其外应，以知其内脏，则知所病矣。"由此可知，中国古代医家很早就已认识到体表的病理反应具有反映内在脏腑病症的作用，体表病理反应可辅助诊断疾病。而这种体表病理反应的出现部位具有一定的规律性，主要出现在与脏腑联系的某条线上或者是某个点上，经过历代医家的验证，即是与脏腑相关的经脉线或特定穴上。同时，刺激这些病理反应部位，可以有效地治疗疾病，如《灵枢·背腧》记载"欲得而验之，按其处，应在中而痛解，乃其腧也"，《素问·骨空论》曰"切之坚痛如筋者，灸之"，《素问·缪刺论》曰"疾按之应手如痛，刺之"，明确指出可以循按、灸法和针刺等不同方式刺激体表病理反应点（穴位）以缓解病痛。

三、主治规律的总结

随着医疗实践的传承，经过后世医家的不断整理、总结和实践才终成现有的针灸诊疗体系。诊疗的刺激点和操作手段都是经过长期的临床经验总结而成的。而对于针灸诊疗体系的发展与完善，最显著的莫过于腧穴的归类以及从"近治作用"到"远治作用"和"特殊作用"的发展。

1.先秦时期，崭露头角

这一时期，医家根据临床经验开始对腧穴进行归类。起初在《黄帝内经》中出现一定的腧穴名称，但具体腧穴系统命名还不完善，相关记载以"就近取穴""以痛为腧"为主。《难经》成书于《黄帝内经》后，对《黄帝内经》中的很多内容进行了补充与完善。《难经·二十七难》记载"凡此八脉者，皆不拘于经，故曰奇经八脉也"，首先提出"奇经八脉"的概念，并对奇经八脉的循行与生理功能进行了详细描述。并且到了《难经》时代，归类了一些特定治疗作用的腧穴，完善了特定穴的理论。《难经·四十五难》就提出了八会穴，并初步总结了其主治："府会太仓，藏会季胁，筋会阳陵泉，髓会绝骨，血会鬲俞，骨会大杼，脉会太渊，气会三焦外，一筋直两乳内也。热病在内者，取其会之气穴也。"《难经·六十六难》"脐下肾间动气者，人之生命也，十二经之根本也，故名曰原。三焦者，原气之别使也，主通行三气，经历于五脏六腑。原者，三焦之尊号也，故所止辄为原。五脏六腑之有病者，皆取其原也"，对原穴的治病机理加以明确和完善，为临床应用奠定了理论基础。除此之外，《难经》还首先提出五输穴的主治作用与四季应用；阐明俞募穴是人体气血运行之枢纽的治病机理。以上对于腧穴的归类为经络腧穴发展史增添了浓墨重彩的一笔，至今为医家所推崇。

2.宋元之时，发扬光大

宋朝对经络腧穴的整理研究甚为重视，早期组织编写的《太平圣惠方》，其第九十九卷称《针经》，第一百卷为《明堂灸经》，后人称之为"明堂上经"和"明堂下经"，其中列有"十二人形"。宋代王执中在《针灸资生经》中记载"凡有喘与哮者，为按肺俞，无不酸疼，皆为缪刺肺俞，令灸而愈"，将肺俞穴用于哮喘的治疗中，采用缪刺配合灸法；"大肠中常若里急后重……为按其大肠俞疼甚。令归灸之而愈"，将大肠俞用于泄泻的临床治疗，采用灸法。将背俞穴广泛应用于脏腑疾病，这也是"近治作用"的典型用法。到了元代，著名医家滑伯仁著有《十四经发挥》，首次将十二经脉与任、督二脉合称为十四经脉，一直沿用至今，对于后世研究经脉大有裨益。这一时期腧穴的"近治作用"得以发展，开始了由腧穴局部到邻近部位的治疗，扩大了腧穴的主治范围。

3.明清时代，总结归纳

到了明代，李时珍就奇经八脉文献进行汇集和考证，著书《奇经八脉考》。这部著作是自《黄帝内经》《难经》以后，对历代医家有关奇经八脉的记载进行了详细考证而成。《奇经八脉考》采百家之长，参临证实践，对八脉的循行路线及腧穴，均做了详尽考证、整理和补充。《奇经八脉考》订正后为158穴，还纠正了滑寿将居髎归入阴维脉之误，使奇经八脉之穴更为完善。明代最为著名的针灸大家非杨继洲莫属，他的《针灸大成》是明代以来最受欢迎、知名度最高的针灸学专著，总结了明代以前我国针灸的主要学术经验，特别是收载了众多的针灸歌赋；共记载经穴359个，重新考定了穴位的名称和位置，并附以全身图和局部图；阐述了历代针灸的操作手法，加以整理归纳，如"杨氏补泻十二法"等；记载了各种病证的配穴处方和治疗验案。《针灸大成》的问世，标志着中国古代针灸学已经发展到了相当成熟的地步，后人在论述针灸学时，大多将《针灸大成》作为最重要的参考书，这与该书的学术成就、所处的历史地位以及其对针灸学发展所作出的巨大贡献是分不开的。尤其到了清代，对于腧穴的分类汇总达到了成熟阶段，以李学川为代表的针灸医家，将清代以前的相关记载进行了详细描述，在《针灸逢源》中记载经穴总数达361个，将主治相近的腧穴进行了系统归类。

经过几千年的临床实践，通过历代医家的不断总结，最终发展成为现代经络学说。在漫长的临床实践过程中，从"无意识的治疗"到"邻近取穴""以痛为腧"，再发展到"远部取穴"，直至现在的"辨证取穴""辨经取穴"，这在中医药发展史中是一个质的飞跃。通过将相同主治腧穴进行连线，实现了由"临床经验点—经络循行线"的点到线的发展，组成经络系统。经络系统的存在，是中医整体观念的重要表现，为后世医家广泛推崇。

第三节　隧道返观定经络

关于经络起源的另一个重要的观点认为，经络源于修炼气功之人"内视"所见"内景隧道"。在马王堆出土的锦帛上，有一幅各种姿势的"导引图"与记载十一脉的文字连在一起，说明导引、行气与经络的密切关系。

一、返观者能照察

关于导引的起源，揭示着中国古人的生活状态和医疗智慧，是一种文化的传播，更是医疗实践活动的传承。

在《吕氏春秋·古乐篇》中有这样一段记载："昔阴康氏之始，阴多滞伏而湛积，水道壅塞，不行其原，民气郁阏而滞着，筋骨瑟缩不达，故作为舞以宣导之。""阴康氏"部落的先民发明了一种"摔筋骨、动肢节"的养生方法。所谓"大舞"，实际上就是一种类似于气功导引的养生方法。其基本作用是宣达腠理、通利关节，达到散瘀消积、保持健康的目的。这段记载被很多学者看作是导引行气的起源，也很有可能在这个基础上产生了人体经络学说。

"导引图"中画有44个人物全身像，分为上下4层排列，共标明12处治疗某种疾病的行练方式。其中很多都是模仿动物形态的功法，形式以徒手运动为主。其他还有少量器械操练、行气吐纳和意念活动等图谱。这也是现有的关于导引术治病最早、最完整的图谱。

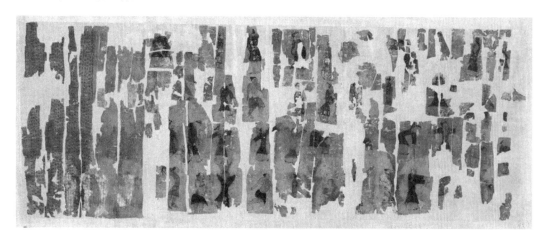

图1-8 马王堆汉墓导引图

图片来源于湖南省博物馆网站

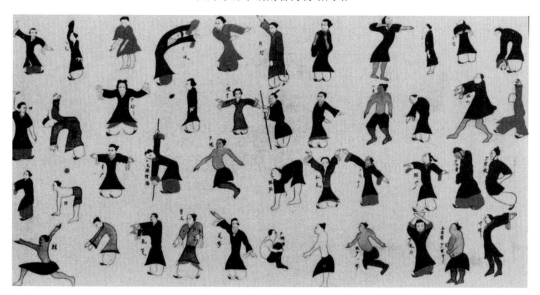

图1-9 马王堆汉墓导引复原图

图片来源于马继兴《中医古籍寻宝人》

在广西南宁一座高高的山峰的岩壁上完整地保留着人类古老的记忆，这就是闻名遐迩的花山岩画。花山岩画的面积分布非常惊人，从左江上游开始沿河两岸绵延

20多公里，发现了180处岩壁画，各种画像多达4 500多个，以此形成了一条规模宏大的岩壁画长廊。特别是宁明县花山岩壁画，在宽200 m，高约40 m凹凸不平的巨大山崖上，密密麻麻地布满了1 800多个人物和动物形象以及一些特别的抽象符号。通过专家的多年研究，花山岩壁画描绘的正是古老的导引术。

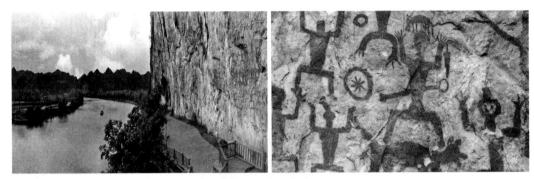

图1-10　花山岩壁画

三国时期的华佗通过观察自然界5种动物行为，把这种导引行气的方式归纳为五种方法，名为五禽戏。五禽戏比较全面地概括了导引疗法的特点，对后世医疗和保健都起到了推进作用。

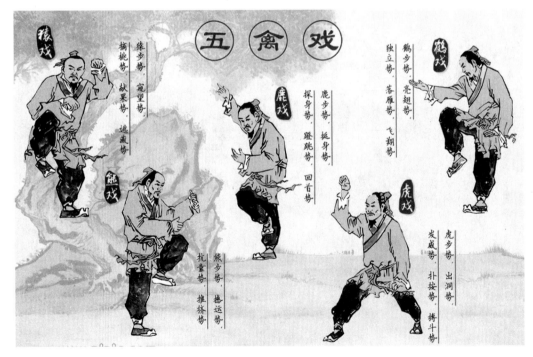

图1-11　五禽戏动作示意图

明代李时珍《奇经八脉考》中记载"内景隧道，唯返观者能照察之"。"内景"指脏腑内景，"隧道"即是经络，"返观"是静坐守神，内视。

二、导引蓄积行气

气功"行气"感的反复出现，古代称为"导引""行气"。《灵枢·官能》载："缓节柔筋而心和调者，可使导引行气。"在导引、行气过程中，随着呼吸的调整、心神的内守及肢体的舒缓，常常出现"气"在体内有规律地流行的感觉，这种感觉的反复出现，有利于对经气的认识和经络的发现。

战国初期的文物有一玉佩，上刻有文字，名《行气玉佩铭》。铭文中"深则蓄，蓄则伸，伸则下……"就是关于气功行气过程的描述，意思是呼吸深沉使气积蓄（于丹田）会出现气的上下运行。

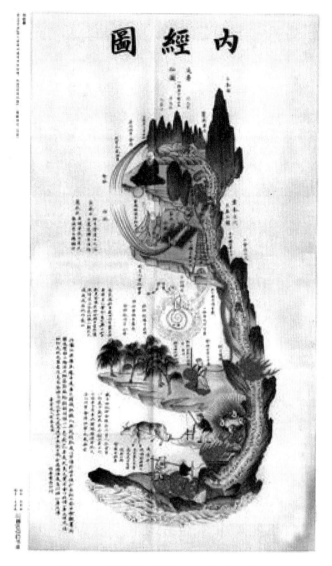

图1-12　道家内经图（又称"内景图"）

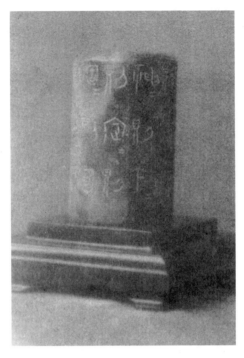

图1-13　行气玉佩铭

　　《针灸指南》说得更加明确："学习针灸者，必先自愿练习……静坐功夫则人身内经脉之流行及气化之开合，始有确定根据，然后循经取穴，心目洞明，否则无法可以证实。"这说明古人对经络现象及经络系统形成的探索是自身体会出来的，利用自由创造感悟和发现经络现象的美，进而完全勾勒出古朴典雅的经络图。《大成捷要》中描述较为详尽："如在母腹未生之前，恍恍惚惚，我自不肯舍彼，彼自不肯离我，相亲相恋，钮结一团……少焉，痒生毫窍，肢体如绵……丹田之气，自下往后而行肾管之根。"可见经气运行之美让人痴迷陶醉，也反映了古人高超的审美知觉。古人的自由创造赋予了经络系统无与伦比的内在美。

　　车尔尼雪夫斯基说："个体性是美的最根本特征。"鲁迅说："享乐着美的时刻，虽然几乎并不想到功用，但可由科学的分析而被发现。"苏联美学家思·阿·德米特里耶娃说出了美的本质："美不是先验的意识形态，美是客观地存在的，也就是说，客观世界中存在着某种与我们对于美的理解相符合的东西……它们可以被人的意识在整个复杂的自然力和人的特殊活动中发现。"正是古人在有意或无意之间，通过美的感受，由自由创造、静坐守神的活动中发现了经络的行气规律，为经络系统的更加完善作出了贡献。

学习小结

经络系统的形成、发展和完善都与经典美学、人文美学有着不可分割的关系。经典的传承使得经络系统从起源到发展都散发着神秘的美，而古人在有意或无意之间充分应用人文美学去探寻组建经络系统的素材和数据，人文美学使古人在追求经络系统美的过程中，充分发挥自由创造，完善和发展了经络系统，人文美学是经络系统的重要起源之一。

如果说针灸的魅力来源于经络，而经络的魅力来源于经典，那么经典的魅力则来源于千百年来的传承，这种传承，正是人文美学的一部分。这也是其能够传承至今的最大特点。

本章思考题

1.古人是如何发现经络的？
2.经络的实质是什么？

第二章　铜人腧穴针灸图

本章导读

　　针灸学中的经络循行、腧穴定位和人体的体表形态、内脏定位等密切相关。准确标示出腧穴体表定位、腧穴与经络的关系、经络循行规律，实现腧穴、经络内涵的可视化，十分关键。对此，古代医家发明了经络图谱，制作针灸铜人以便增强直观印象，加强针灸教学培训和临床操作的准确性。本章主要介绍最早的彩色经络腧穴图，以及针灸教学模型针灸铜人制作过程及其意义，将经络腧穴之美以彩图、模型形式呈现，使同学们感受古典技艺之美，传承古代医家医教协同的智慧。

第一节　彩色明堂三人图

　　针灸学是中医学中的一门重视直观体验的学科，它的发展结合了我国绘画艺术的发展，其流传及记载方式大多以可视化的图形——针灸经络图形式呈现。针灸经络图又称为明堂图，把腧穴部位和经络循行路线用图表示，为针灸的学习及教学提供便利。晋代医家葛洪《抱朴子·杂应》曰："今人以针治病，灸法不明处所分寸，自非旧医备览《明堂流注偃侧图》者，岂能晓之哉。"由此可见，在晋代或晋代以前，已有经络图。但这些图谱约已亡佚，无法考证。晋代之后，六朝时代的《隋书·经籍志》载："秦氏承祖偃侧杂针灸经，偃侧人经，明堂孔穴，明堂孔穴图，偃侧图。"《唐志》记载，三国时魏国曹翕著有《十二经明堂偃侧图》，《新唐书》中载有"曹氏黄帝十二经明堂偃侧人图十二卷"。《新唐书·艺文志》中亦载有"秦承祖明堂图"字样。现今能见到的最早针灸图，是在敦煌出土的唐代针灸图残片，经考证确认是《黄帝明堂经》的一种古传本，其中，绘制年代为唐咸通年间的图文相间的针灸明堂图保存较为完整，图中绘有一正面人形的上半身图，并存有一部分穴名、部位、主治和灸壮等内容。而在图的正中、面首的正上方，写着"明堂"两字，这是所有已知考古发现和古医籍中以"明堂"两字与腧穴图对应记录的最直接有力的实物证据，也是目前已知中国存世最早的明堂图。现存于英国伦敦不列颠博物馆，存5幅完整图，13幅残图，记载近80个穴位。现有文献中并无记载其作者与书目，据王德琛等学者考证，孙思邈晚年著作《千金翼方》"杂灸法"相关内容中，有较多引文的语言风格、灸疗内容与其中的《灸经图》注文相似（图2-1）。

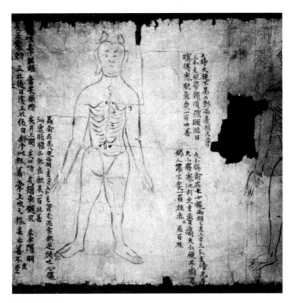

图2-1　敦煌藏经洞出土《灸经图》

一、孙思邈五彩明堂三人图

唐代贞观年间，孙思邈奉敕修"明堂图"。他所参照的《明堂人形图》是由唐初医学家——甄权在贞观年间绘制的。《明堂人形图》是一部以图为主，同时有详细文字说明的著作，在当时流传广泛。据孙思邈《千金翼方》记载，对于这部《明堂人形图》的编绘，甄权以秦承祖所绘的针灸图为蓝本，并用《针灸甲乙经》等著作对秦图进行了校定，发现了许多错误之处，在纠正和补充秦图的基础上，新撰了明堂针灸经穴图，绘制了仰人、伏人、侧人三幅图形。

孙思邈参照甄权所绘的针灸明堂图，又参考了大量的医学文献，进行反复研究，绘图的尺寸采用正常人的一半高度按比例亲手绘成了第一幅仰人、背人、侧人的彩色《明堂三人图》，形象直观地绘出经穴的准确位置，使人能够一目了然。这便是我国最早绘制的彩色经络腧穴图，此图上承《黄帝明堂经》及甄权考订之明堂图，有着重大的学术价值。

唐朝初期社会安定，经济日益繁荣，科学文化发达，人民生活水平得到显著提升，逐渐形成了以胖为美的独特风尚，故唐朝的各种人像艺术作品中，人体形态多呈肥胖、耳大、身高、手指细长、男女皆有发髻等特点，《明堂三人图》中的人物画也兼具这些特点，其线条圆滑，肌肉丰腴，筋骨强健，精神饱满，反映出了唐朝人民身体健康及以胖为美的社会风尚。《千金要方·卷二十九》曰："若根据《明堂》正经人，是七尺六寸四分之身，今半之为图，人身长三尺八寸二分。其孔穴相去亦皆半之。以五分为寸，其尺用夏家古尺，司马六尺为步，即江淮吴越所用八寸小尺是也。"经考证"夏家古尺"为唐小尺，人半身之长约为现代的95.04 cm，《明堂三人图》中的人身高也是以此为据。图中人体各部比例是孙思邈在《灵枢》骨度法的基础上，对个别的不尽平衡之处进行了调整。如《千金要方》中记载两乳间的距离为8同身寸，本图依据此说而弃《灵枢》的9.5寸之论。孙思邈认为针灸按图取穴，但人体孔穴因各种情况及形体肥瘦高矮的不同，取较精确的穴位尚需"以患者手夫度取"的同身指寸法，所以，本图中的人体之比例皆以孙氏同身寸法所取。《明堂三人图》中人身长按米制取，而经穴皆以同身寸取之。孙思邈还采用体表解剖标志进行科学取穴，因此，他在图中绘出一些特定的骨骼及脏腑标志。如"天突在颈结喉下五寸宛宛中""曲骨在横骨之中极下一寸""期门在第二肋端"等，上述的"结喉""横骨""肋"等均为骨骼标志，图中骨骼、脏腑形态线条圆滑、图案隐现，形态简略。孙思邈这一绘图体例对于随后的唐、宋时期的明堂铜人图的演变产生了深远的影响，同时，现代腧穴的定位方法也仍然以骨度分寸法、手指比量法（同身寸法）、体表标志法为主。

孙氏的原图没有流传下来，今天已经很难精确考察其腧穴定位的详情，但在一些古典中医著作中依然能获得一些重要信息。孙思邈云："其十二经脉……三人孔穴共六百五十穴，图之于后，亦睹之便令了耳。"其中，仰人282穴，背人194穴，侧人174穴，穴名共349个，单穴48个，双穴301个。可谓精心细致，详尽明了。孙氏三人明堂图与唐以前明堂图一样，只是四肢部腧穴按经排列，明堂图中还没有出现完整的连接十二经或十四经穴的经穴连线。

唐朝画像大多色彩艳丽、雄浑厚重，它的色彩关联及其视觉表现，是气势恢宏的大唐在政治、经济、文化上的独特反映，《明堂三人图》中的用色也一脉相承，孙思邈云："其十二经脉，五色作之，奇经八脉以绿色为之……"其中，人体用肉色，十二经脉分别用青、黄、赤、白、黑五色，督、任脉用绿色。五色与经脉的相属关系依据《千金要方》中"五脏六腑变化旁通诀"的内容分属，即手太阴肺经、手阳明大肠经为白色，足阳明胃经、足太阴脾经为黄色，手少阴心经、手太阳小肠经为赤色，足太阳膀胱经、足少阴肾经为黑色，足少阳胆经、足厥阴肝经为青色。根据心包络代心司职的理论，推断手厥阴心包经、手少阳三焦经亦从赤色。图中经脉以色彩实线标之，孔穴以墨笔圆圈绘之，穴名则以楷书繁体书之。

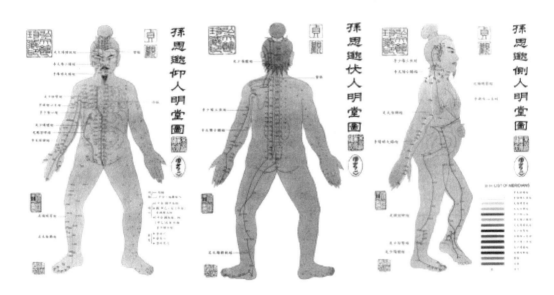

图2-2 孙思邈《明堂三人图》（孙忠年设计 邵若棠绘制）

针灸理论来源于临床实践经验，文字的局限性，与人体形态的不规则性，使古人有"欲指其穴，无图莫可"的感叹，《明堂三人图》作为孙思邈创制的我国最早的彩色针灸可视化图谱，将针灸可视化程度大幅度提升，避免出现"盲人摸象"的偏差，具有极高的艺术价值及学术价值。《明堂三人图》用笔用墨设色都体现出唐朝人物画的精髓，用笔纤细而又不失弹性，设色五彩艳明，对质感的描绘把握非常贴切到位，以色代线的手法也代表了唐代工笔人物的新风，体现了《明堂三人图》的艺术之美。

二、日益完善的经络彩图

唐代王焘的《外台秘要》，在《明堂三人图》的基础上，将十二经脉分别以12幅大型彩色挂图呈现，用不同的颜色展现十二经脉和奇经八脉。十二经脉图是按十二经脉循行排列的，并且把经络、腧穴统一起来，列腧穴于经脉之上，但穴位排列方式与现代不同，它均从五输穴起始，对于经过躯干的经络，则按顺序排列到四肢躯干相接处，再从头颈部向下排列，与躯干部的本经相接，呈向心性排列。如足阳明胃经腧穴从井穴厉兑开始上至髀关而止，再从目下承泣开始下至气冲与前经气相接，这种腧穴排列方法较《甲乙经》《千金》等头身分部四肢分经法不尽相同，其对腧穴和经络的关系较之前人有了更进一步的整理和归纳。以这种记录方式为代表，开启宋代图谱十二人图之源，即"多人图"，可惜的是，原图已亡佚。

表2-1 宋代及以后经络经穴图谱特点

年代	书 名	作者	图谱特点
宋代	《太平圣惠方》	王怀隐	以《甄权针经钞》《山眺针灸经》为主要参考文献，绘制了十二人图，原文谓"其列十二人形，共计一百九十穴"。"十二人形"沿用了《外台秘要》"十二人图"之名而来。1~4图为正面图，5~8图为背面图，9~12图为侧面图。在一定程度上保持了《千金方》仰、侧、伏三人图貌，不过有所发展，一图变四图，列穴位于图上。穴位排列顺序以穴从图，按号列穴，可以照号查图（图2-3）
	《铜人腧穴针灸图经》	王惟一	此书1~2卷附有经脉仰、伏、侧人图各1幅，并且列了十二人经穴图。首创地把任、督两脉单独列出来，奠定了十四经的基础，为我国保存较好的针灸图谱。为了使这些图不至流失、毁灭，王惟一把图经刻于石上，创造性铸铜人模型两具，流传后代。这些做法对经络图的发展起到了积极的作用（图2-4）
元代	《十四经发挥》	滑寿	绘有16幅图，即十四经穴图加正、背面骨度分寸图各1幅。十四经穴图是一经一图，穴从经注，按经脉循行顺序排列，后世多以此为主要参考（图2-5）
明代	《灵枢·经脉翼》	夏英	绘十二经及任、督二脉循经经穴共14图，图后为该经循行、腧穴、主病等歌诀及其注文，注文是以滑氏注解配合经脉原文（图2-6）
	《针灸聚英》	高武	绘有五脏六腑解剖图31幅，十二经脉、奇经八脉及其所属经穴之循行的经穴图14幅，按照滑氏流注穴序排列绘制（图2-7）
	《针灸大成》	杨继洲	重新考订了穴位的名称和位置，并附以全身图和局部图，共14幅经穴图，记载方式同滑氏（图2-8）

续表

年代	书　名	作者	图谱特点
清代	《经脉图考》	陈惠畴	将经脉图、经穴图分开论述，记有十二经循行图，一经一幅图。十二经穴图，一经一幅经穴图，旁有说明，并增列了奇经八脉图（包括一幅循行图，一幅经穴图），共计40个图。此外，尚有分部经穴图，包括前面颈穴总图，胸腹总图，后头顶穴总图，背部穴总图，侧头肩项穴总图，侧胁肋穴总图，阴手、阳手穴总图各1幅，阴足、阳足穴总图各1幅，共计 10幅图。另绘制仰人全图、伏人全图各1幅，此2幅图采用同色绘制十四经脉，只标有各经起始穴、终止穴、八脉交会穴（图2-9）
现代	《腧穴定位图》	黄龙祥	采取分部经穴图，在一图中标有本经循行和所属穴位。包括十二正经、任督二脉共59幅，按经脉循行顺序排列。另绘有头颈部、胸腹部、侧胸腹部、背部、上肢部和下肢部经穴图共19幅。并绘制有各种挂图和人体模型，以供教学和临床应用（图2-10）

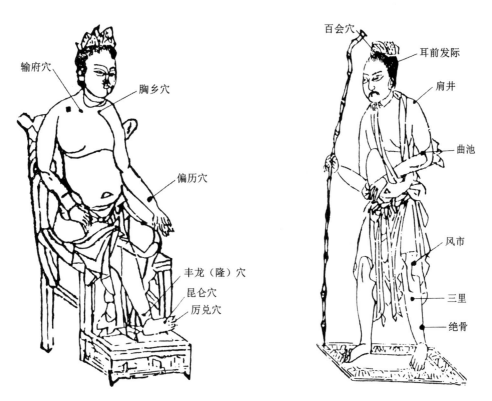

图2-3 《太平圣惠方》中部分十二人图

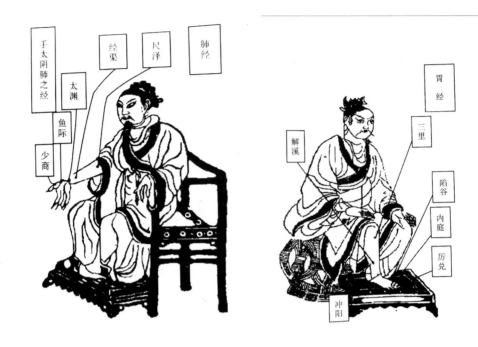

图2-4 《新刊补注铜人腧穴针灸图经》中肺经、胃经图

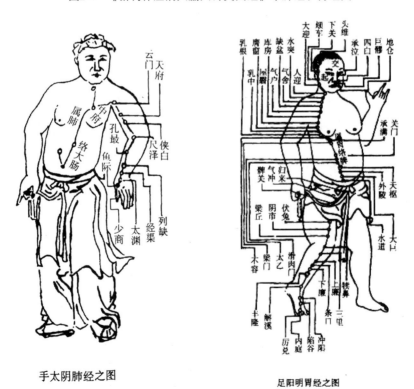

手太阴肺经之图

足阳明胃经之图

图2-5 《十四经发挥》中肺经、胃经图

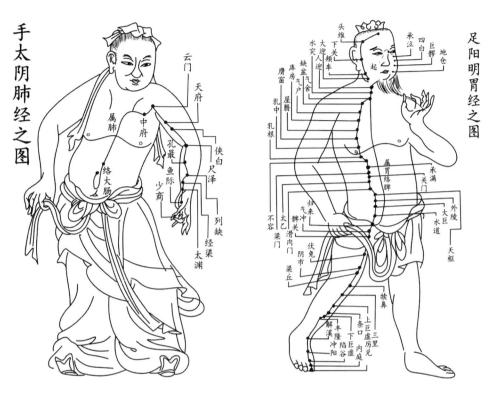

图2-6　《灵枢·经脉翼》中肺经、胃经图

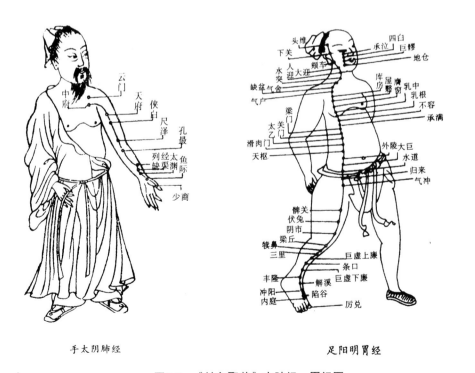

图2-7　《针灸聚英》中肺经、胃经图

23

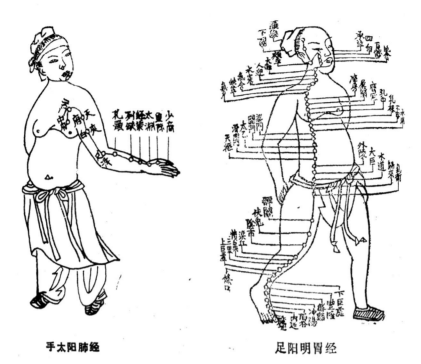

手太阴肺经   足阳明胃经

图2-8 《针灸大成》中肺经、胃经图

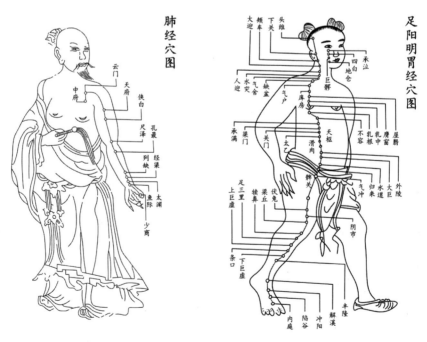

图2-9 《经脉图考》中肺经、胃经图

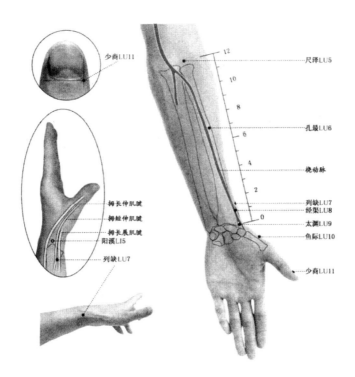

少商LU11

拇长伸肌腱
拇短伸肌腱
拇长展肌腱
阳溪LI5
列缺LU7

尺泽LU5

孔最LU6

桡动脉

列缺LU7
经渠LU8
太渊LU9
鱼际LU10

少商LU11

注：对应 GB/T 12346—2006 的 4.1.5～4.1.11。

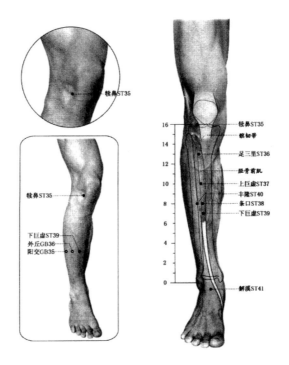

犊鼻ST35

犊鼻ST35

下巨虚ST39
外丘GB36
阳交GB35

犊鼻ST35
髌韧带
足三里ST36
胫骨前肌
上巨虚ST37
丰隆ST40
条口ST38
下巨虚ST39

解溪ST41

注：对应 GB/T 12346—2006 的 4.3.35～4.3.41。

图2-10 国家标准《腧穴定位图》中肺经、胃经图节选

针灸经络图经历了从单一墨色线条到五彩绘制，图幅从三人图、十二人图到十四经图，内容从腧穴图、经穴图，再到经脉循行图与经穴图分列衍变，绘图有简有繁，使人能直观地感受到其存在，结合文字明确定位，以指导临床应用。

表2-2　经络图衍变特点汇总

年代	晋	唐	宋	元	明	清—现代
图幅数衍变		唐末宋初以前为三人图及三人图发展的阶段。唐代《明堂人形图》明确记载有三幅。《外台秘要》《太平圣惠方》虽都记载有12幅，但都是在三人图基础上发展而来，一图变四图，基本上保持了三人图原貌	宋至明代是十四人图的时代。宋《铜人腧穴针灸图经》有十二人经穴图，并且首创把任、督两脉单独列出。自此，元、明两代都记有14幅，即十四经一经一图			清代至今，有经脉图、经穴图。清代经脉图22幅，包括十二经，奇经八脉，仰、伏全图各1幅；经穴图20幅
绘制方法			均采取人体仰、伏、侧三种姿势绘制			
经脉与腧穴统一		唐《外台秘要》，经脉、腧穴统一，列穴位于经脉上。排列方式从五输穴起始，向上顺序排列到四肢躯干相接处。经过躯干的经脉，则按顺序排列四肢躯干相接处，然后再从头颈向下排列与躯干本经相接，呈向心性排列	《太平圣惠方》中穴列于图上，以穴从图，按号列穴查图	《十四经发挥》穴从经注，按经脉流注方向排列穴位，从起始穴到终止穴，现代图谱也采取这种方式		《经脉图考》将经穴图、经脉图分开，并列分部位经穴图

第二节　带你走进"铜人"

古人学习经脉知识除了依靠"明堂图"等平面图像资料外，还制作立体经脉模型来帮助学医者更加直观地辨识经脉的循行走向。已见存世最早的经脉模型，也可算是中国传统医学史上立体经脉模型制作的鼻祖，出土于四川绵阳双包山西汉墓葬的人体经脉漆木模型。该模型为木胎髹漆工艺，通体黑色，高仅28.1 cm，经脉用红线标识，共绘主脉19条。正面8条，背面5条，头部纵线5条，横线1条，线条宽0.1 ~ 0.15 cm，遗憾的是，没有文字和穴位说明（图1-3）。

宋天圣针灸铜人是用铜铸造的针灸模型，它开创了世界上用铜人作为人体模型进行针灸教学的先河，无论是在我国还是在世界上都引起了极大关注。其成功地铸造，为针灸教学提供了生动形象的模具，使教学更为标准化、形象化、直观化，是学习针灸经络穴位的实用教具。并且铸造工艺技术非常先进，集宋代以前的针灸、雕塑艺术、冶金铸造、天文等多学科之精华，体现宋代雕塑之写实、自然的艺术风格。它不仅体现了我国古人精湛的铸造工艺，更表现了当时劳动人民无可挑剔的人体美学艺术。

一、针灸铜人的制作

宋天圣四年（1026年），宋仁宗诏令医官院编撰《新铸铜人腧穴针灸图经》，并铸造针灸铜人。医官院将这个任务交给了当时的翰林医官尚药奉御王惟一。针灸铜人由王惟一负责设计，于1027年铸成了两具一模一样的针灸铜人。人们称之为"宋天圣针灸铜人"。这在针灸腧穴史和针灸国家标准制定方面是一个创举。铜人由青铜铸成，身高和青年男子相仿，面部俊朗，体格健美。铜人头部有头发及发冠，上半身裸露，下身有短裤及腰带；人形为正立，两手平伸，掌心向前。铜人被浇铸为前后两部分，用特制插头拆卸组合，标有354个穴位名称，所有穴位都凿穿小孔，体腔内有木雕的五脏六腑和骨骼（图2-11）。

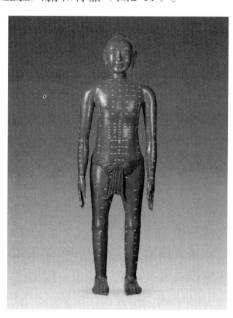

图2-11　针灸铜人

"针灸铜人"在医学史上占有很高的地位，当时医官院把它作为针灸教学的模型，并用来考核医生。考试前会将铜人的表面涂上蜡，铜人体腔内还要注入水银或水。学生考试时，用针扎向铜人的穴位，如果取穴正确，正好扎在被堵上的铜人穴位点，那么针很快就能刺进去，并刺到体腔内，这样拔针之后，水银或水就会从针孔中射出。学生对于穴位掌握得是否准确，可以非常清晰地考查出来，而且标准统一，对于针灸教学具有极大的促进作用。并且由于脏器的位置、形态、大小、比例都与正常人的相似，针灸铜人不仅可用于针灸教学，还可用于解剖教学，这比西方的解剖医学早了近800年。

身为宋代翰林院医官的王惟一，其医学知识丰厚，使得铜人的设计和制作考究非凡。在铜人身体表面刻着人体十四条经络循行路线，各条经络的穴位名称都严格按照人体的实际比例进行详细标注。较之经脉漆木模型，铜人补添了足三阴脉（足太阴脉、足少阴脉、足厥阴脉）；以及奇经八脉中除督脉以外其他七脉（任脉、冲脉、带脉、阳维脉、阴维脉、阴跷脉、阳跷脉）共组成20脉系统，沿用至今。

宋天圣针灸铜人外有经络腧穴，内有脏腑，内外相和，体现了司外揣内的中医学基本思想。其中一具针灸铜人在宋仁宗的授意下被放置在当时非常繁华的大相国寺"仁济殿"内，同时，王惟一将《铜人腧穴针灸图经》的内容刻在十几块石壁上也放置于此，以便昭示大众，使学者观摩，体现了医学普及的思想，便于针灸学的推广，为针灸穴位的标准化提供了宝贵的参照系。

二、针灸铜人的衍变

针灸铜人在北宋末年的战火中丢失一具，另一具运至南宋都城临安（今杭州市）。公元1232年后为元朝皇帝忽必烈所得，公元1277—1294年间，将天圣铜人与图经碑石一起由汴京（今开封市）移至大都（今北京市）。至明代英宗皇帝正统八年（公元1443年），北京太医院成立。天圣铜人已历四百余载，"石刻漫灭而不完，铜像昏暗而难辨"，于是英宗下令仿之重新铸造一具。根据宋代针灸国家标准的三个要素（纸质文本、石刻文本、针灸铜人），太医院严格地按照其体例和大小重新制作，作为针灸教育的重要依据和规范，称作"明正统铜人"，并重刻《图经》碑石。宋代的图经碑石被劈毁填于城墙中，宋代天圣铜人此后无闻。八国联军进京以后，存放在太医院的明正统仿宋铜人被列强抢走。清光绪二十八年又依据明太医院的铜人图，参照明正统铜人的体例，新铸一具针灸腧穴铜人，称"光绪铜人"，刻有357穴名。在中国科学技术馆的"华夏之光"展厅中医药二层展区，便为观众常年展示仿明仿清的针灸铜人模型，经脉配有LED电子显示装置，选择相应的按钮便可清晰识别主经脉的走向，相关的视频解读更可以让观众进一步了解经脉识别在中医药领域的核心作用。

随着现代科技的进一步发展，传统的针灸铜人与现代科技相结合，出现了一系列的新时代"针灸铜人"。首先，在材质上不再拘泥于铜制，使用了大量新兴材料，如硅胶、PVC材质或PVC表面镀铜等（图2-12），现代的针灸人像模型因其材料化学性能的稳定性，较其他的材料使用时间更长，且柔软舒适，便于针灸操作的教学；颜色多样，可调配出更多不同的颜色，字体高清，穴位刻度精确且对标识进行编码，方便查找记忆，便于针灸学习。其次，针灸铜人与现代科技声光电结合，也碰撞出了

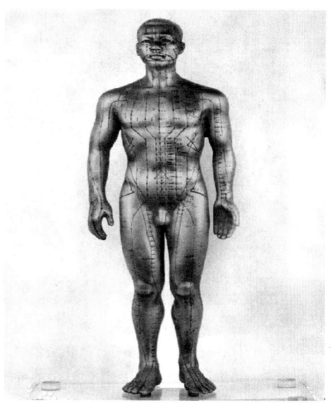

图2-12　现代针灸人模型

不同的火花，将蓝牙音箱放于铜人底座，针刺互动过程中可播放中医经典音频、课程等；利用无线电发声及先进隐形码光学识别技术的针灸人模也屡见不鲜，通过智能语音笔在穴位上点击，即可详细有声解读每条经脉上重要穴位、人体的经络系统，包括十二经脉、奇经八脉等。针灸铜人的高度也更灵活，有等人高、半人高和小型摆件式，可根据相关需求进行订制。再次，将针灸铜人这种古代的教学手段和教学方法与现代科学技术结合起来，发明了一种现代针灸铜人-经穴教学系统，包括人体模型、驱动器、教师端教学器、学生端教学器和显示器；人体模型表面设置有仿真皮肤，仿真皮肤上设置有经络线和穴位点，将驱动器与设置在穴位点上的高亮LED灯和触觉传感器连接，教师端教学器和学生端教学器分别与驱动器上的有线或者无线的教学器接口连接。这种新型系统教学信息量大、内容丰富、趣味性及交互性强，便于学生在轻松自然的环境下快速掌握及提高取穴的准确性。最后，随着数字成像技术的发展，三维立体图像的虚拟针灸铜人也有了一定的市场，不仅可进行虚拟针刺练习，也可帮助分析人体结构及肌肉、骨骼、内脏、血管的脉络分布情况（图2-13）。

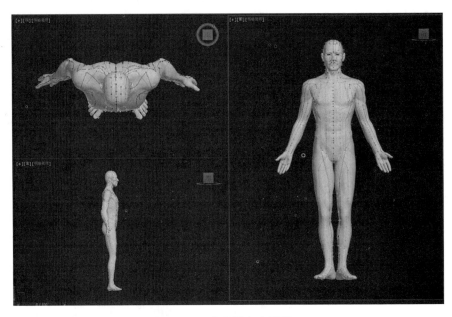

图2-13 虚拟针灸人模型

在当今时代，"针灸铜人"早已成为中医的代名词。2017 年，国家主席习近平对日内瓦进行了访问，在此期间，习主席就向世界卫生组织赠送了一份代表着中国中医药文化的礼物：针灸铜人。此次作为国礼送给世卫组织的这具铜人，就是仿清代光绪年间的那座针灸铜人。但是，这具铜人在外形上与天圣铜人（正统铜人）还有一定的区别。

国礼针灸铜人高1.80 m，全身标注559个穴位，其中，107个穴位是一名二穴，共计666个针灸点。铜人造型具有中国传统雕塑特点，上身裸露，腰下佩带装饰，双腿略微分开站立，双臂自然下垂，掌心向内。头顶上束有一小圆发髻，圆脸，大耳下垂，眉毛修长，给人以淳朴忠厚之感。较之天圣铜人，此具铜人的帽子后面的发髻更加清晰，手臂的比例也略有缩短，而且铜人姿势为掌心向内（图2-14、2-15）。

新铸造的针灸铜人雕塑历经三维扫描古代针灸铜人文物、数据处理、3D 打印、模型组装、穴位校对标刻、雕刻穴名、翻制模具、修整蜡壳、制壳、型壳焙烧、冶炼浇注、焊接加工等 18 道工序，完美呈现在人们面前，不仅是中国艺术铸造的精品，更是承载着弘扬中国传统文化的愿景。

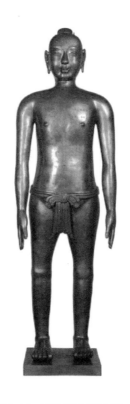

图2-14 国礼铜人整体观

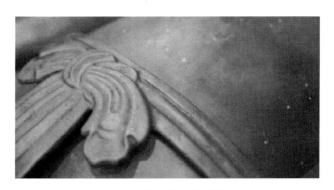

图2-15 国礼铜人腰部细节

学习小结

　　孙思邈的彩色明堂三人图是历史上有记载的第一套彩色经络腧穴图，其用色艳丽、雄浑厚重，人物线条圆滑，形态简略，形象筋骨强健，精神饱满，以形写神，气韵生动，具有较高的艺术欣赏价值，体现了明堂三人图的艺术之美。针灸铜人是世界上最早的国家级经络穴位形象化标准，堪称价值连城的"国宝奇珍，医中神器"。针灸铜人的奇特表现在它的实用性，不仅可以用于针灸的教学及学习，还可以用于解剖教学，为统一和发展我国针灸学作出了很大的贡献，其铸造工艺集宋代针灸、雕塑、冶金铸造、天文等多学科之精华，展现了宋代雕塑之写实、自然的艺术风格。

本章思考题

1.孙思邈五彩明堂三人图的美学特点及其意义是什么？

2.天圣针灸铜人的美学特点及其意义是什么？

3.针灸铜人的衍变及其相应的美学特点是什么？

第三章　沉疴急症求金针

本章导读

> 　　针灸是原创于中国的一种医疗技术方法，在祖国医学中一枝独秀，具有鲜明的文化基因与地域特色，是中华文化和科学传统的宝贵遗产，也是体现我国综合国力和国际影响力的一张亮丽名片，具有"国粹"和"国之重器"之美誉。你知道针灸有哪些神奇的故事吗？你知道针灸有哪些神奇的作用吗？你知道针灸可以治疗哪些危急重症吗？不吝金针渡与人，本章将带领你从针灸的古今医案中领略针灸医话故事的精彩，讲述针灸的神奇作用，并探讨针灸疗效的影响因素，欣赏针灸临床之疗效美，体会针灸名家之德行美。并以针灸治疗急症、重症为重点，逐步让你感受到中华针灸的先进实用，体会到针灸迅捷的神奇疗效，领略到针灸名医的大医精诚。

第一节　针灸救急效迅捷

一、扁鹊过虢治"尸厥"

　　春秋战国时期，有一位著名的医生叫扁鹊，是渤海郡郑州人。鹊者，喜鹊也。《姓源》云："春秋时良医，姓秦名越人，术与黄帝时扁鹊相类，故称扁鹊，家于卢，又称卢医。"扁鹊是号，非姓氏。扁者砭也。砭是古医针灸用的砭石，代表医生。扁鹊之号，义为医鹊。扁鹊或是"砭鹊"音同之误。传说他著有《扁鹊内外经》一书，可惜已失传。扁鹊精通内、外、妇、儿、五官、针灸各科，对中医学，尤其是脉学，作出了杰出贡献。现存的中医经典《难经》一书，传承了扁鹊的学术思想，用问答的形式，对《内经》中关于脉法、针灸穴位的主治疾病和针法等内容，作了不少发挥。后代把它和《内经》连在一起，称为"内、难"，流传至今。

据考古学家发现，山东微山县两城山出土的东汉画像石内容留下了扁鹊针灸治病救人的情景，画像石分为三层，上层刻着一位人面鸟形之人正在为一人针灸治病，还有四人在候针；中层为患者拜谢神医；下层为神医与五位弟子出行，弟子皆为鸟首鸟尾。据刘敦愿先生考证，此半鸟半人形的神医即是名医扁鹊。目前，山东曲阜孔庙收藏着东汉的画像石《扁鹊行医图》（图3-1，图3-2，图3-3，图3-4），扁鹊人首，鸟身，正在为一人针灸，其身旁还有一只小鹊是扁鹊的弟子，可知民间已将扁鹊视为神的化身。

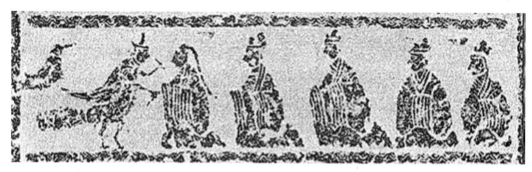

图3-1　汉画像石《扁鹊行医图》，原刻石高84 cm，宽80 cm，画面共三层，

图居第二层，现存曲阜孔庙

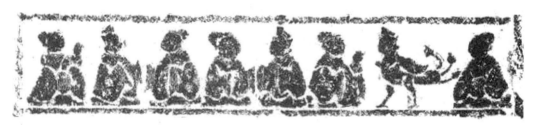

图3-2　汉画像石《扁鹊行医图》，原刻石高94 cm，宽90 cm，画面共三层，

图居第二层，现存曲阜孔庙

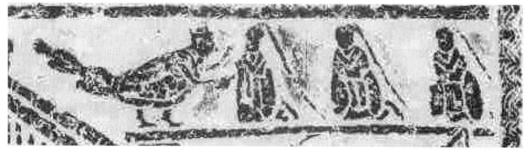

图3-3　汉画像石《扁鹊行医图》，原刻石高94 cm，宽92 cm，画面分上下两层，

图居二层右，已调入山东省博物馆

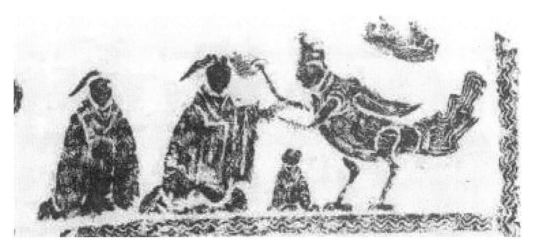

图3-4　汉画像石《扁鹊行医图》，原刻石高45 cm，宽155 cm，中断裂，

画面左右各分两层，图居一层右，已调入原中国历史博物馆

扁鹊不仅医术高明、学识渊博，且走南闯北、普渡众人。世人敬之为神医，杏林学者尊之为医祖。从司马迁的不朽之作《史记》及先秦的一些典籍中可以看到扁鹊既真实又带有传奇色彩的一生。据史籍记载，扁鹊曾到过中原很多地区行医，他能够根据当地民间医疗上的实际需要，为人们治疗各种疾病。

有一天，扁鹊带了子阳、子豹两个徒弟行医到了虢国，听说虢太子在当天早上患病后突然失去了知觉，不省人事已经有半天了，很多人认为虢太子已经暴死。扁鹊和子阳、子豹急忙赶去看个究竟。他们到了虢宫，了解了患者的症状和发病经过，然后对患者进行了仔细检查。结果发现，患者的鼻翼还不时地在翕动，并且两股内侧还是温热的，扁鹊认为这个患者并不是真正的死亡，而是患了"尸厥"症。于是，他指导子阳立刻给患者扎针急救，针刺三阳五会（即现在的百会穴），不多时，患者便苏醒过来了。接着，扁鹊又吩咐子豹用药物轮番热敷患者的两侧胁下。过了不久，患者就能够坐起来了。后来再配合药物煎汤给患者口服，治疗了二十天，患者终于恢复了健康。

"尸厥"之名，首见于《素问·缪刺论》。《素问》又称其为"厥证"，散见于《素问·厥论篇》中，"帝曰：厥或令人腹满，或令人暴不知人，或至半日远至一日，乃知人者何也？岐伯曰：阴气盛于上则下虚，下虚则腹胀满，阳气盛于上，则下气重上，而邪气逆，逆则阳气乱，阳气乱，则不知人也。"即黄帝问："有的厥证使人腹部胀满，有的使人突然不知人事，或至半日或至一日方醒，这是为什么？"岐伯答曰："下部的阴气充盛于上，下部就空虚，下部气虚则水谷不化而致腹部胀满；阳气偏盛于上，则下部的阴气也并聚于上，而致邪气逆乱，逆乱则扰乱阳气，阳气逆乱就不省人事了。"《素问·通评虚实论》指出，突然厥逆，不知人事，多由情绪激动，逆气上迫所致。但厥证不是死证，或者半日，或者一日会苏醒过来，故扁鹊对虢君说，太子未死也。

扁鹊用针灸方法医好"尸厥"症患者这件事，在当地大为轰动，很多人称赞扁鹊有"起死回生"的奇术。扁鹊解释说："并不是我能够把死人医活，而是这个患者本来就没有死，所以把他医好了。"

百会穴为急救常用穴，位于巅顶，在头顶正中线与两耳尖连线的交点处，是督脉、足太阳膀胱经、足少阳胆经、手少阳三焦经和足厥阴肝经的交会穴，故名"三阳五会"。《针灸资生经》称百会"百病皆主"，"人身有四穴最急应，百会盖其一也"。百会穴具有疏散风寒、温经通阳、升阳固脱、镇惊熄风、清热开窍等作用，为回阳救逆之要穴。现在已广泛应用于中风、昏迷、癫痫、眩晕、高血压、头痛、惊风、中暑、泄泻虚脱等急症之中。现代研究表明，百会穴对大脑中枢神经系统具有调节作用，可改变脑神经失调、改善脑血管循环、增加脑血流量、舒缩血管、疏通气血、双向调节血压、抗抑郁、增强记忆力、修复神经元，并且对一些功能低下的组织器官病症也有较好的治疗作用。

针灸是中医治疗急症最有效的方法之一，具有简、便、易、廉的特点，不受时间、地点和空间限制，适应证广，适应人群多，疗效迅捷，立竿见影。

急症诊断的过程是一个高速思辨的过程，也是一场知识、技能、经验的综合考验。考验医者的诊断是否抓住了重点；考验医者临床资料收集是否细致、全面；考验医者是否善于利用所学知识进行去粗取精，去伪存真；考验医者是否能透过现象看本质；考验医者是否能从纷繁复杂的症状之中理清逻辑，找准疾病的病位，把握疾病的病因病机、病性病势，并根据患者的个体情况辨证求真、因人制宜。

此外，针灸急救的过程也是一个细致的、动态的过程，针灸方法的选择，针灸工具的选用，诊疗环境的布置，针灸手法的操作，针灸疗效的观察等都需要有良好的医患沟通和良性互动，不慌不乱，考验的是针灸医师的胆量、策略和行动力。

二、继洲三穴救两命

明代嘉靖年间，在浙江衢州有一位家学渊博的针灸学家，名叫杨继洲。

一夜，杨继洲正在灯下整理白日病案，忽听院内一阵急促的脚步声，凭多年的经验，杨继洲马上明白一定是又有难治的重患了。只听来人急声说道："本村一妇人，怀胎十月，自今晨起腰腹阵阵酸痛，现已全身疲惫，胎儿仍不能娩出，急坏了一家人，不得已只好来请杨大夫……"杨继洲听罢，知道事情危急，不顾天黑寒冷，随来人快步来到患者家中。只见产妇面色苍白，下血量多而淡，体弱神疲，呼吸微弱，口中低低呻吟，脉滑而弱，诊察后杨继洲眉头微皱。周围人见状便知道凶多吉少，只好恳求道："大夫，如不能两全就先救大人一命吧。"一时间哭声一片，只见杨继洲拿出针具，取三阴交、合谷、太冲三穴刺入，施之手法，只听"哇！"的一声，一男婴顺利娩出。见状，周围的人都长出了一口气，见大人也平安无事，更是万分欣喜。病家之前请来的大夫忙上前拜道："久闻杨先生医道高明，今日亲见，果然名不虚传，在您来之前，我已用了好几种方法，皆不奏效，为何您不用药而用针，且只三两针就见奇效？"杨继洲答曰："此系初产妇，由于孕育后胎气犯胃，胃失和降，时而呕恶，致使水谷精微摄纳不足，而令宗气虚损，更兼素体虚弱、气血不足而成滞产。已近一日，胎儿仍不能娩出，而产妇由于过度疲劳，势必不能努出之。因时间过久，胎儿接近窒息状态，如不抓紧时间急救，势必两命俱伤。此时药力所不达，唯急施针灸方可解危，治以补气催产为主。"大夫又请教道："先生运用何法？"答曰："先补双侧的合谷穴，以充实孕妇之气，继则再针泻两足之三阴交与太冲穴，使针感通达下焦，蓄气泻血。"大夫听罢暗记心中，高兴地说道："再遇这种患者我也可以运用此法了。"杨继洲严肃地说道："医学的奥妙不是一两句话就能说得清楚的，医理要潜心钻研，细心体会，切记针刺手法的强弱，必须按照产妇身体的强弱来决定，不能太过与不及，这是与疗效密切相关的，运用合理的补泻方法则能调和血行，扶助正气，气复则阴阳协调，血行则胎自下行。"一席话说得年轻大夫心悦诚服，众人都频频点头称是。

合谷穴、三阴交穴是古代最常用的下胎穴位，是历代医家用于治疗难产的重要方法，至今仍为临床广泛应用。《针灸大成》载有："妇人难产，独阴、合谷、三阴交""合谷，妇人妊娠可泻不可补，补即堕胎。"刺合谷，可推动血液在脉管中疾行，不能聚而养胎。泻三阴交，可使气胜而阴血不聚，能终止妊娠。二者兼用，具有理气、行血、调气、催产的作用，对加速产程及减少产后出血，减少胎儿宫内窘迫，加强宫缩均有较好的效果。现代研究表明，针灸具有扩张宫颈、提高人工流产效果、镇静止痛、减少术中出血量等作用；针灸在药物流产中可加速排出孕囊并提高完全流产率、减少出血、减轻药流引起的不良反应；此外，针灸引产、催产有效率较高，能促进宫颈成熟、缩短产程、减少产后出血量、减轻疼痛。

杨继洲不仅医术高明，且善于总结经验、著书立说，在家传《针灸玄机秘要》

等典籍的基础上，结合个人临床实践经验，全面总结了明代以前针灸学的成就，撰成了《针灸大成》一书。该书列入《四库全书》存目，被国内外医界尊为针灸经典。该书自1601年问世以来，至今已有47种版本，其翻刻次数之多，声誉之隆，都是罕见的。在国外，也有重大的影响，许多国家的针灸学者把它译成本国文字，当作重要的学习和参考资料，至今仍是针灸学界流传最广，影响最大的著作之一。

为便于诵读，杨继洲将《玉龙歌》的精要部分采用了赋的体裁进行表现，著出了名留千古的《胜玉歌》。

《胜玉歌》

胜玉歌兮不虚言，此是杨家真秘传，

或针或灸依法语，补泻迎随随手捻。

头痛眩晕百会好，心疼脾痛上脘先，

后溪鸠尾及神门，治疗五痫立便痊。

（鸠尾穴禁灸，针三分，家传灸七壮。）

髀疼要针肩井穴，耳闭听会莫迟延。

（针一寸半，不宜停。经言禁灸，家传灸七壮。）

胃冷下脘却为良，眼病须觅清冷渊。

霍乱心疼吐痰涎，巨阙着艾便安然。

脾疼背痛中渚泻，头风眼痛上星专。

头项强急承浆保，牙腮疼紧大迎全。

行间可治膝肿病，尺泽能医筋拘挛。

若人行步苦艰难，中封太冲针便痊。

脚背痛时商丘刺，瘰疬少海天井边。

筋疼闭结支沟穴，颔肿喉闭少商前。

脾心痛急寻公孙，委中驱疗脚风缠。

泻却人中及颊车，治疗中风口吐沫。

五疟寒多热更多，间使大杼真妙穴。

经年或变劳怯者，痞满脐旁章门决。

噎气吞酸食不投，膻中七壮除膈热。

目内红痛苦皱眉，丝竹攒竹亦堪医。

若是痰涎并咳嗽，治却须当灸肺俞。

更有天突与筋缩，小儿吼闭自然疏。

两手酸疼难执物，曲池合谷共肩髃。

臂疼背痛针三里，头风头痛灸风池。

肠鸣大便时泄泻，脐旁两寸灸天枢。

诸般气症从何治，气海针之灸亦宜。

小肠气痛归来治，腰痛中空穴最奇。

（中空穴，从肾俞穴量下三寸，各开三寸是穴，灸十四壮，

向外针一寸半，此即膀胱经之中髎也。）

腿股转酸难移步，妙穴说与后人知。

环跳风市及阴市，泻却金针病自除。

（阴市虽云禁灸，家传亦灸七壮。）

热疮臁内年年发，血海寻来可治之。

两膝无端肿如斗，膝眼三里艾当施。

两股转筋承山刺，脚气复溜不须疑。

踝跟骨痛灸昆仑，更有绝骨共丘墟。

灸罢大敦除疝气，阴交针入下胎衣。

遗精白浊心俞治，心热口臭大陵驱。

腹胀水分多得力，黄疸至阳便能离。

肝血盛兮肝俞泻，痔疾肠风长强欺。

肾败腰疼小便频，督脉两旁肾俞除。

六十六穴施应验，故成歌诀显针奇。

正是这些开创性的成就，奠定了杨继洲医学史上"针圣"的地位。

2016年纪念"针圣"杨继洲的宣传片——《针圣故里》（图3-5）开播。《针圣故里》是国家级非物质文化"杨继洲针灸"的宣传片，片名由中国工程院院士、国医大师石学敏题写，旨在纪念中华第一神针、明代针灸大师杨继洲，展示杨继洲的故乡风景，更好地弘扬中华中医针灸文化。

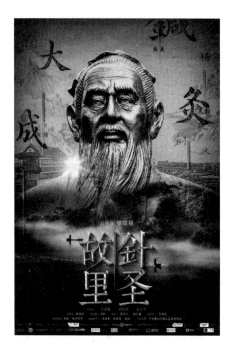

图3-5　针圣故里宣传海报

　　针灸急救的过程是一场与病魔抢时间的高速赛跑过程，一旦临证，就要心存仁心，急人之急，不顾风雨，一心赴救。针灸疗效的关键在于辨证精准，没有强大的理论基础，难以在危急的过程中产生策略，只有理、法、方、穴、术恰中病机，对证对症，才能拨云见日，力挽狂澜。此外，针灸治疗的过程是一个有序的过程，选什么样的穴位，用什么样的操作方法，刺激量是多少，针灸的时机等，都是影响针灸疗效的重要因素，关键在于医者临床时是否能遇事不慌，有条不紊，按规操作。

三、高铁合力挽狂澜

　　2017年1月5日，一趟从北京开往西安的列车正在高速行驶。列车上挤满了不同旅途的乘客和随行的行李，乘客们有的说笑，有的疲惫，有的玩牌，有的听歌，有的看视频，有的静静地翻阅书籍，一切都显得那么的欢乐，一切都显得那么祥和……

　　然而，就在这时，列车上响起了紧急求助的播报：

　　紧急播报！

　　紧急播报！

　　紧急播报！

　　二车厢有位老人突发急症，急需救治，请听到播报的医务工作者立即前往！

二车厢有位老人突发急症，急需救治，请听到播报的医务工作者立即前往！

二车厢有位老人突发急症，急需救治，请听到播报的医务工作者立即前往！

分布在不同车厢的小王（四车厢）、小龚（五车厢）、小邹（六车厢），听到播报后立即快步跑向目的地——第二车厢。

在列车员的引导和乘客们的帮助下，三位来自不同领域的医学工作者迅速展开了一场中西医结合的紧急救援之路。

患者65岁，老年男性，因服过量感冒药致突发心悸、气短、胸痛、头晕、口唇发紫，面色灰暗，呼吸困难，并持续加重，患者意识模糊。

学西医的王大夫立即数了数心率，心率180次/min，心律不齐。

学护理的龚护师迅速地测量血压和呼吸，血压180/100 mmHg（1 mmHg≈0.133kPa），呼吸频率22次/min，考虑房颤、高血压。

小王、小龚迅速地从列车急救箱里寻找能用的药品，三分钟内却没有发现合适的药品。

学中医的邹大夫迅速地问了症状和病史，立即点按住老人的内关穴，三分钟点穴后老人呕吐了大量的胃内容物，呕吐后长舒一口气，心慌、胸痛、气短迅速减轻。后继续点按了百会、风池穴，大爷头晕改善，面色急转红润。

老人紧紧握着小邹的手，说了句"谢谢你，舒服多了！"

看着老人脸上的笑容，周围顿时响起了一阵又一阵的掌声！

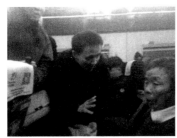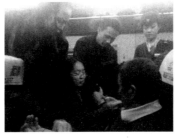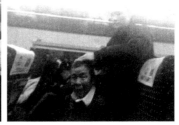

图3-6 高铁合力挽狂澜

火车、游轮、飞机等现代交通工具极大地便利了我们的生活，但旅途中晕车、晕船、晕机、晕厥的突发事件却常有发生。点穴法又称指针法，自古有之，是"以指代针"的一种急救方法。早在两千多年前就有了记载，如《素问·举痛论》曰："寒气客于肠胃之间……按之则血气散，故按之痛止。"晋代葛洪《肘后备急方》将指针法用于急救，如"闭气忍之数十度，并以手大指，按心下宛宛中，取愈""令爪其病人人中，取醒"。明代杨继洲《针灸大成》记载"外用掐揉按穴之法"治疗急惊风。清代夏禹铸云："以掐代针也。"《厘正按摩要术》曰："掐法，以大指甲按主治之穴，或轻或重，相机行之。"

内关穴在前臂掌侧，当曲泽与大陵的连线上，腕横纹上2寸，掌长肌腱与桡侧腕屈肌腱之间，是目前临床最为常用的急救要穴。《针灸大成·八法交会八穴歌》曰："公孙冲脉胃心胸，内关阴维下总同。"《针灸大成·八脉图并治症穴》亦云："中满心胸痞胀，肠鸣泄泻脱肛，食难下膈酒来伤，积块坚横胁抢。妇女胁疼心痛，结胸里急难当，伤寒不解结胸膛，疟疾内关独当。"

内关穴是治疗呃逆、恶心呕吐、晕动症的急救要穴，具有催吐和止吐的双向良性调节作用，如《针灸大成·杂病穴法歌》中记载："吐，针内关入三分，先补六次，泻三次，行子午捣臼法三次，提气上行，又推战一次，病人多呼几次，即吐；如吐不止，补九阳数，调匀呼吸，三十六度，吐止，徐出针，急扪穴。"

此外，研究发现，内关穴在心胸痛、腹痛、胁痛、积聚、疟疾、呕吐、食不下、脱肛、痔疮、痛证、狂证、呆证、惊悸怔忡、中风肘挛、胞衣不下等疾病中也有较好的急救应用价值。如有学者将内关穴用于心绞痛的院前急救中，发现其可有效缓解心绞痛及减少硝酸甘油的用量；按揉或针刺内关穴具有很好的改善心肌缺血、调整心律失常、增强心功能等效果，并可缓解心肌梗死症状；此外，按压内关穴在缓解急性疼痛、治疗运动系统急性损伤等方面也疗效显著。

因此，进一步加强针灸在急救领域的研究和科普工作，加强对"120"急救人员和西医急诊医师的针灸技能培训，推广中医的针灸急救手段，扩大其在赛场、军队、交通工具中的应用，对更好、更快地挽救患者或改善预后，构建具有中国特色的中西医结合急救医疗体系具有重要意义。

第二节　金针渡人传佳话

一、"神针"凌云话传奇

在明代，有一位被誉为"神针"的名医，叫凌云，字汉章，号卧岩，是明代著名的针灸学家，也是归安凌氏医学流派的开山鼻祖。凌氏针术神灵，崇尚经典，学有根柢；重视实践，穴法精准，刺灸补泻，手法娴熟，奏效神奇；且重视医患沟通，注重针灸宜忌，深受病家仰赖，著有《经学会宗》《针灸秘法全书》等书籍，是明代具有传奇色彩的针灸名家。

1.游泰山，遇道长，立志从医

明孝宗弘治年间，出生在江苏归安的凌云曾专程到山东泰山游览。在下山走到岱祠古庙的时候，凌云突然发现有人倒在地上，额角流血，脸色苍白，呼吸微弱。见此情景后，凌云立即大声喊叫："救人呀，救人呀……"

凌云话音未落，一位童颜鹤发，道骨仙风的老道已从陡峭的山崖上箭一般地飞了过来，速度之快，真好比电光石火，鹊起鹞落，眨眼之间，已轻快且又稳健地停在他的面前。老道轻轻地撩起道袍，单膝跪下，右手麻利地从腰间取出金针，朝患者左大腿上一个穴位扎了下去，仅仅一会儿工夫，患者便苏醒过来了。老道收好针，慢慢地对凌云说："他昏倒在地是假死，假死是因为毒气内侵，只要把内毒疏散，就可慢慢缓过气来。"

见老道医术高明，医德高尚，且仙气逼人，刹那间，凌云便萌生了一个念头：拜他为师！将来像他那样云游四海，济世救人，何等洒脱！

在泰山脚下，凌云扑通一声地跪倒在老道面前，说道："老先生，我想跟您学医，终生不悔！"

这是凌云大夫光辉一生的一个重要转折点。后经老道精心指导，凌云矢志杏林，遍读历代医学经典，并特别下苦功攻读了晋代皇甫谧的《针灸甲乙经》，唐代甄权的《明堂人形图》，孙思邈的《明堂经图》，北宋王惟一的《铜人腧穴针灸图经》，元末明初滑寿的《十四经发挥》。在此基础上，凌云还跟老道走街串巷，为百姓诊治各种疾病，在救治患者的过程中，老道把针灸之术的精髓毫无保留地传授给了凌云，开启了凌云传奇的针道人生。

2.辨证详，取穴准，针术神灵

据《明史·凌云传》中记载，凌云的针灸医案十余则，数量虽少，但从中可反映凌云治病时的辨证详细，治效如神。如"凌汉章治里人病嗽，绝食五日，众投以补剂，益盛。凌曰：此寒湿积也。穴在顶，针之必晕绝，逾时始苏。命四人分牵其发，使勿倾侧，乃针，果晕绝。家人皆哭，凌言笑自如，顷之气渐苏，复加补始出针，呕积痰斗许，病即除"。此案中患者病咳嗽不能饮食五日，众医以补剂治疗咳嗽不止，反令病情加重。凌氏则辨此证乃中气下陷而寒湿内积，痰邪伏于肺致咳嗽缠绵不愈，治疗上以化寒湿为主。凌氏取在顶之穴，应为百会，取之升阳举陷之功，因为化寒湿必赖阳气，阳旺则寒散，气行则湿除。此外，凌云还预见针百会，该患者必见晕厥，缘"陷者升之"，气升则痰湿随之上涌，清窍被蒙则必晕厥，待气渐苏，复加补之，使气旺于内而能逐痰于外也。凌氏巧辨病机，治咳不治肺，取百会涌痰而病愈，可谓治效如神，不愧为针灸大家也。

明孝宗年间，身为皇亲国戚的淮阳王得了严重的风瘫病，一连三年，吃喝拉撒都在床上，半步不能动弹。为了早日摆脱这难熬的日子，淮阳王找过许多医生，金帛花了不少，汤药熬了不少，但病情依旧，总不见好转。无奈之下，淮阳王只好亲自恳求皇上，请求派一个医术高明的医生给自己治病。明孝宗便下了一道敕令，召凌云进了京。凌云到了王府，细心诊察后，即用针刺法，前后只治疗了三天，偏瘫了三年久治无疗效的淮阳王就能在院子里散步了。这一奇迹传遍了京城内外，也传遍大江南北，全国各地都在传颂着凌云用针如神的故事。明孝宗听说了凌云的事迹后，命太医将铜人穿上衣服来测试凌云的针灸，凌云用针扎铜人的穴位针针准确，无一失误，正是这种大医精诚的精神，获得了皇上的信赖，成了名声远扬的御医。

3.究医经，重医德，世代相传

凌云熟谙经典，以《内经》《难经》《甲乙经》为基础，兼读《伤寒论》《金匮要略》及其他针灸内科医籍，故根底扎实，常能起危疾。尝谓后辈云："针而不灸，灸而不针，非良医也；针灸而不药，药而不针灸，亦非良医也；知针知药，方是良医。而经络脏腑必当熟谙，否则动手便错。针灸必通内科，内科当知针灸，治病才能得心应手。"

凌云除了忙于诊务，并著有《步穴歌》《经外奇穴撷英歌》各一册，皆署名为凌云汉章定本。如《针灸问对·序》云："语凌则曰，熟于穴法，凡所点穴，不必揣按，虽隔衣针亦每中其穴也。"世传尚有《卧岩凌先生得效应穴针法赋》一篇，此赋是在窦汉卿《通玄指要赋》的基础上，根据穴位主治功效，结合临床经验，加相应的穴位所成。如此赋记载："行步难移，太冲最奇，应在丘墟；人中除脊膂之强痛，应在委中；神门去心内之呆痴，应在太冲……"其效益彰。

凌云治病，颇重医德，故作《家训》一则曰："医乃仁术，攸关人命寿夭，审证必须周详，与病家共其休戚，切戒炫奇好胜，惟利是图，急难之病，必具仁济之心，勿责酬，勿计劳，以解除疾苦为先。"因此，凌氏深得病家敬仰。据凌氏家传杂记有明代秦康王《送名医凌汉章还苕》："微恙年来不易攻，远烦千里到关中。寻常药饵何曾效？分寸针芒却奏功。絷马未能留信信，趣装无奈去匆匆，一尊酒尽伤离思，目断南鸿灞水东。"这道出了病家对凌氏的信任与感激之情。

此外，凌云治病，也十分注重医患相得，禁忌调护。如针灸之后，必向病家宣传，告之以宜忌之诀，对初次针灸者，术后必发给《针家须知宜忌例》《灸家须知宜忌例》，如针灸后七日禁食猪、羊、辛辣及生冷之物等，可见其对治疗后调护摄养的重视。

凌云是明代中期屈指可数的针灸名医，其治病不拘一格，或以针灸，或投方药，各取所长，无论诊治时病、杂病，皆以拯危疗疾为要，医名颇震。77岁那年，凌云把自己最后一点神奇的针灸术毫无保留地传授给子孙，然后便无疾而终。《归安志》谓："施针浙闽，全活万计。"后世医家盛传："海内称针法者，曰归安凌氏。"

一场疾病，可能带给我们的不仅是磨难，也有可能是我们人生的一些重要机遇，以什么样的心态去对待疾病不仅对患者重要，对医者来说也同样重要，只有医者术精德高，心态乐观，患者积极配合，达到医患和谐，才能更快、更好地实现针灸的神奇疗效。疑难重症的治疗是一个多维的诊疗过程，针灸的诊疗更是一个拨开迷雾的过程，只有医者认真、细致、持续地钻研疾病的各个方面，学习各种各样的方法，掌握各色各样的技术，才能开山辟路，找到共性规律。针灸是华夏祖先留给我们的宝贵智慧结晶，针灸的传承更是一场又一场与时俱进的"接力赛"，针灸医生不仅要感恩祖先的遗产，更要在未来的道路上继承与创新。

二、千年国医郭诚杰

郭诚杰（图3-7），国医大师、联合国教科文组织人类非物质文化遗产——"中医针灸"代表性传承人、全国著名针灸学家、全国首批老中医学术继承人指导老师、国家首批中医药传承博士后合作导师、陕西省劳动模范、陕西省先进工作者、陕西省名中医、陕西中医药大学终身教授、主任医师、研究生导师，原陕西中医学院针灸系主任，享受国务院政府特殊津贴。

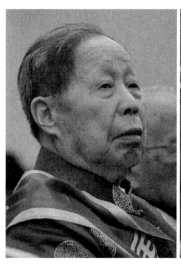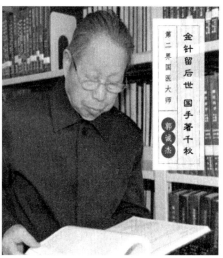

图3-7 针灸大师郭诚杰教授

郭诚杰教授是新中国针灸学科的主要奠基者和教育家，中医针灸与现代科学技术相结合的引领者，陕西中医药大学针灸推拿学专业的创始人。他献身中医学事业近70个春秋，医德高尚，医术精湛，淡泊名利，谦和仙雅，为医家之典范；治学严谨，造诣精深，为后学之楷模。

郭诚杰教授一生精勤不倦，博学敏思，学术成就显著。他秉承张仲景"调肝以治四脏"的学术思想，创新性地提出了"肝为枢"、疏气机、通血脉、补肝肾、调冲任而治疗乳腺病的学术思想，开创了我国针刺治疗乳腺增生病之先河；开展了"针刺调节机体免疫研究""针刺治疗乳腺增生病的临床及其机理研究"等科学研究工作，为我国中医针灸学的科学研究起到了引领、示范作用。主持自编、协编、统编专业教材19部，先后荣获原卫生部中医药重大科技成果乙等奖、第四届国际科学与和平周"医疗保健卫生用品科技成果展金奖"、中国针灸学会科学技术一等奖、陕西省科学技术成果一二等奖等殊荣，2016年获得中国针灸学会"中国针灸传承贡献奖"。他潜心传承中医学术，教书育人，无私传道、授业、解惑，培养的硕士研究生、海外留学生、师承者达两千余名，泽被后学，弟子遍五洲，桃李满天下。

郭老先生出生在1920年的关中农村，长在民国时期，家境不富裕，母亲常年多病，求医不便，故于27岁才拜师学医。1937年参加工作，1946年跟师学习中医，1949年毕业于西安秦岭中医学校后开始行医，1953年于陕西省中医进修学校中医专业毕业。1960年被授予"陕西省先进工作者"，1982年被评为"陕西省劳动模范"，2008年被陕西省人事厅、卫生厅、中医药管理局评为"陕西省名老中医"。2010年被联合国教育科学文化组织确定为"人类非物质文化遗产——中国针灸"代表性传承人之一。2014年被评选为第二届国医大师。

郭诚杰教授的成才之路可从他的治学之道、做人之道、为医之道、授业之道、养生之道窥见一斑，"五道"之路为后辈医者提供了成才借鉴。

1.治学之道

（1）精研医籍，熟读记诵

祖国医学源远流长，理论体系独特而完整，更具丰富的临床实践经验。其文献载述浩如烟海。郭老先生认为"医者书不熟则理不明，理不明则识不清，临证心多无定数，针药难以准确对应病证，临床时则不能奏效"。认为业医难，精医更难，难在两个方面，其一，人生短暂，精力有限，而学海大无边际，要想学通、学精，难。其二，一个人的知识与技能有限，要应对复杂多变的临床疾病较难。要想成为一名好医生，必须勤习常诵。方法上，应是先学理论，再习药方针术。内容上，上至《灵枢》《素问》，中及《难经》《伤寒杂病论》，再有《针灸甲乙经》《千金方》以及《针灸大成》等经典医籍，精读全文，重要段落条文应熟背牢记，继之深思探究。郭老先生阅研《疡科心得集》"乳中结核，形如丸卵……其核随喜怒消长，多由思虑伤脾，恼怒伤肝，郁结而成"之载，结合乳癖的流行病学、发病特点与规律，总结出该病病机关键为"肝郁气滞"，治疗当以"疏肝解郁"为主法，进而筛选出甲、乙两组主穴及辨证配穴，甲组穴即胸组穴：屋翳、合谷、期门，均双侧。乙组穴即背组穴：肩井、天宗、肝俞，均双侧。两组腧穴交替使用。并根据患者具体情况辨证加减配穴：肝火型加太冲、侠溪；肝郁型加阳陵泉；肝肾阴虚型去合谷，加肾俞、太溪；气血两虚型去合谷，加脾俞、足三里；月经不调者去合谷，加三阴交；胸闷肩困者去合谷，加外关。郭老先生制订出了乳癖较为系统的诊疗方案，临床应用疗效颇佳，近期治愈率从40.4%提高到了57.0%，其治疗方法与取穴已被收编在全国统编《针灸学》教材及《中国针灸治疗学》中，开拓了针刺治疗乳腺病的先河。

（2）持之以恒，以勤补拙

医学至精至深，属大道之术，非短时可成。郭老先生认为，自己天生并不聪明，只是一生践行了"勤""苦""恒"三字。几十年来他坚持每天看医书，读杂志、阅览、剪辑医报从不间断。他说："学习是件苦差事，我习以为常后并没有觉得有什么苦闷，当领悟到其中的道理后反而觉得很有乐趣。"这种灵通就是悟道的境界。

（3）博学笃行，注重实践

郭老先生深知"熟读《甲乙经》，更要多临证"之理。针刺治疗乳腺增生病病种的选择、针刺治疗方法的确定、穴位的遴选，都是大量临床实践及其总结的结果。陕西中医药大学附属医院的门诊与病房、咸阳市数家纺织厂、咸阳和西安的电子元件及设备厂、陕西关中许多县市农村，均有郭老先生的足迹。即使在担任针灸系主任行政事务非常繁忙时，仍然坚持临床不间断。郭老先生诊治的病种涉及针灸、内、外、妇、儿、骨伤、杂病等，多收良效，乃是他博学、笃行的结果。郭老先生最深刻的感悟是，业医者一定要在"精专"上下功夫，才能在继承的基础上有所创新和发展。他"精专"于乳腺增生病的诊治，取得了国内外"针刺治疗乳腺增生病第一人"称谓。

（4）中西互补，法古创新

郭老先生认为，中医发展受多学科的影响，既要精通中医，还应熟悉现代医学，甚至熟悉哲学、历史、文学、地理等方面的知识，方能在学术上有所创新。中医以整体观念、辨证论治和个体化诊疗方案为特点，以证为核心，遣方用药、选穴施针，而现代许多诊断技术，如彩超、钼靶、核磁共振等并非西医之专利而专用，很有必要且必须让它为中医服务，这些检查可补充中医四诊之不足，临床应西医辨病与中医辨证紧密结合，乳腺炎、男性乳房发育症、乳房结核、积乳症、乳腺癌、周围性和中枢性面瘫等病的诊治均是如此。尤其是乳腺增生，乳块性质虽属良性，但部分可癌变，临床应先辨西医之病，明确乳块性质，才能防止误诊而失治、误治；再辨中医之证，方能切中本质，故在国内首次将乳腺增生分为肝郁、肝火、气血双虚和肝肾阴虚四型辨证选穴施治，取得了良好的近、远期效果。

（5）善于总结，耕笔不歇

郭老先生临床既注重理论指导，又善于总结，做到了临床不间断，探索不停止，总结不歇笔。先后发表学术论文40余篇，出版《乳腺增生病的针灸治疗》《针药并治乳房病》专著两部和《现代经络研究文献综述》一书，编写、组织参编、主审《针灸学》《针灸医籍选》等全国高等中医药院校统编教材。

2.为医之道

（1）医心仁慈，恩泽众患

从20世纪40年代末开始学医、悬壶济世，到成为针灸大家，郭老先生治疗的患者数以万计，皆施仁慈，恩泽患者。每次回到老家富平，求医者络绎不绝，家乡方圆60里的人都曾经受到郭老先生的免费诊疗。他常教导后辈："要想当一名好医生，先要有一颗仁慈、善良的心，要体会患者遭受的痛苦，要为患者精心治疗。"1985年春，一位强直性脊柱炎的患者，行走不便，家里经济极为拮据，郭老先生就骑着自行车去患者家里治疗近半年之久。同年秋末病情复发，郭老先生又将其接到自己家里治疗，并让老伴为其做饭。整个治疗期间没有收取任何费用。郭老先生对家庭贫困者常免挂号，赠送药物。2016年3、4月份，兴平一位42岁的王姓患者，患浆细胞性乳腺炎2年多，多方求治效果不佳，郭老先生仔细诊治，免费赠送了含有麝香的贵重外用药，家属十分感激，体现了大医之大爱大德。

（2）不分地位，一视同仁

郭老先生一贯奉行《大医精诚》："若有疾厄来求救者，不得问其贵贱贫富，长幼妍媸，怨亲善友，华夷愚智，普同一等。"特别是被评为世界非物质文化遗产——中医针灸代表性传承人和国医大师后，声誉流传国内外，各地患者慕名而来者众多，郭老先生无论官民、贫富、城乡均一视同仁，一一仔细诊治，这与某些不良医生"认钱不认人""认官不认民"等现象形成鲜明对照，具有极强的示范和警示作用。

（3）仁心所系，患者至上

郭老先生出门诊从不迟到，为的是按时诊治，减少患者的等候时间。遇到外地或病重患者请求加号时，总是尽量满足。有时到外地做学术报告、录制节目、媒体采访等，要求安排一定要避开出诊时间，一切以患者至上。

（4）医风正派，淡泊名利

郭老先生常教导学生说："医学不是扬名的阶梯、谋利的手段，而是治病救人的职业，必须清正廉洁。"中国中医药报、健康报、中央电视台等多家新闻媒体联系采访郭老先生，他最常说的一句话就是"不要再帮我宣传了，作为一个医生，想办法解除患者的痛苦就可以了"。临床处方，郭老先生药味多不过12味，一般7～8味最多，用量小，配伍精当，绝不让患者多花冤枉钱。一次给一个乳腺增生患者开了5付中药五十几元钱，患者问跟郭老先生一起上班的研究生："我的药是5付，你们咋给我开了一付？"研究生说是5付啊，她一脸茫然地说："6个药的药方，5付才五十多块，这能治病不？"后来研究生说这就是郭老看病的特点，患者听后由衷地竖起了大拇指。

3.做人之道

（1）人品优先，诚实守信

郭老先生常教导学生说："人活一生，首先要有一个好的品德。"人与人交往在于言而有信，要做一个诚实、守信用的人，只有这样，大家才会愿意与你交往，你才能得到大家的帮助，你才能不断提高自己，做出成绩，赢得信誉。郭老先生一生讲诚信话，做诚信事，最终成就了他辉煌的人生。

（2）自我反思，敢于认错

孔子《论语·学而》引曾子曰："吾日三省吾身。"圣人如是，我们更应该这样不断反思自己，总结经验，吸取教训，以便今后做得更好。郭老先生在最初诊治浆液性乳腺炎时，由于临床报道、参考文献和病例少，他就按清热解毒、利湿散结之法治疗，效果不是很理想。反思分析后，认为本病本质为乳内寒凝，浊痰瘀血阻滞兼有热象，施以阳和汤加味，外用化癖除浊散剂，治疗效果明显提高。他认为对于自己犯的错误，应该不逃避、不推卸，勇于承认，取得他人的谅解，化解了矛盾，增强了团结，对别人、对自己、对事情均有裨益。

（3）敬业之心，执着永恒

学习是立身做人的永恒主题，也是郭老先生为患者服务的重要基础。郭老先生最初不懂西医，到后来成为中西医融会贯通、享誉海内外的乳腺病专家，他常说："医生看好的病不少，但看不好的病更是大量存在，这就需要不断地学习和探索，才能不断提高临床效果，你选择医生这个行业，你就选择了终生学习。"

郭老先生对待自己所从事的医疗工作，认认真真，兢兢业业，并不断地探索。为了解决乳腺肿块穿刺针的许多弊端，几年来他一直琢磨着进行改良，到处打听制作针具的厂家，2016年5—6月还专程去华阴市中医医院走访空心针的发明人，96岁的老人对专业如此执着，确系晚辈之楷模。

（4）谦逊做人，从不自满

郭老先生一生虚心不自满，从不盛气凌人、高傲自大。成为国医大师后，仍然低调做人，与人和睦相处，始终给人可亲、可敬之感，凡是跟郭老接触过的人都有这种感觉。

4.授业之道

（1）要做学问，先应立德

郭老先生凡给学生、徒弟授课、讲座、答疑解惑传授专业知识与技能时，首先告诫，做学问应以德为先，这是医者的本分，若医无德，术也难施难久。

（2）有问即答，多不密藏

有的医者因年资高而炫耀自己，其经验之方多不传授，以此作为保护自身利益的"金字招牌"。郭老先生则不同，凡随他临床学习的工作室传承人、研究生、进修生，只要提出问题，他都有问必答，遇到难以即刻回答的，查阅书籍后回答，从不回避和保留。他说："大家提出的许多问题，我未必都知道，我查查书，也促进了我的学习。"一次，一个研究生看见郭老多次将自己配好的外用药免费送给患者，很想知道这个药的组成和制作方法，多次想问却欲言又止。有一天，鼓足了勇气向郭老讨教，令研究生没想到的是，郭老竟说："你把本子拿出来记一下，我怕你忘了。"她当时十分感动。

5.养生之道

郭老先生在养生方面有着系统独到的理论和见解，并在实践中卓有成效。他倡导并力行"饮食有节""肠中常清""素食为主"的饮食养生法；"起居有时""规律作息"的良好生活习惯养生法；"以动为宝""动静结合"的运动养生法；

"心底无私""宽厚豁达"的心理调节养生法等，使他年近百岁却显六七十岁的容貌和神态，面容红白荣润，头发灰白，眼不花，耳稍聋，思维敏捷，反应灵敏，表达清晰，步伐矫健，是我们学习的榜样。

郭诚杰教授虽然于2017年5月7日离开了我们，但他留给我们的"精研医籍、熟读记诵，持之以恒、以勤补拙，博学笃行、注重实践，中西互补、法古创新，善于总结、耕笔不歇的治学之道；医心仁慈、恩泽众患，不分地位、一视同仁，仁心所系、患者至上，孜孜不倦、精益求精，医风正派、淡泊名利的做人之道；人品优先、诚实守信，自我反思、敢于认错，敬业之心、执着永恒，谦逊做人、从不自满的为医之道；要做学问、先应立德，有问即答，多不密藏的授业之道；饮食有节、起居有时、动静结合、宽厚豁达的养生之道"，为医者树立了光辉的典范，将永远激励着我们不断前行，为中医药事业的发展作出新的更大的贡献。

学习小结

本章讲述了五位针灸医生相关的奇闻故事，演绎了一幕幕金针渡人的经典传奇。扁鹊救虢太子"尸厥"的故事体现了针灸诊疗的速度美、求真美、细致美；杨继洲三穴救两命的故事呈现了针灸救急的行动美、思辨美、条理美；高铁合作力挽狂澜的故事表达了针灸诊疗的合作美、精确美、疗效美；"神针"凌云的传奇故事展现了针灸人物的心态美、勇气美、传承美；千年国医郭诚杰的故事传递了针灸名家成才过程中的坚持美、创新美、德行美。

本章思考题

1.从扁鹊救虢太子"尸厥"的故事中，你认为针灸临床的应用领域有哪些？

2.从杨继洲三穴救两命的故事中，你认为针灸救急的过程应注意哪些问题？

3.通过高铁合作力挽狂澜的故事，你认为针灸急救的优势有哪些？

4.从"神针"凌云的传奇故事之中，你认为针灸疗效的影响因素有哪些？

5.从千年国医郭诚杰的事迹中，你认为要成为针灸名医需具备哪些品质？

第四章　针刺镇痛与麻醉

本章导读

　　本章追溯了针刺镇痛的历史渊源，讲述针刺麻醉发展的时代背景，详细介绍针刺镇痛与麻醉的作用及临床应用。引领学生从针刺引发的神奇作用中感受针灸镇痛与麻醉的历史之美、取穴之美、效应之美，体会祖国医学的博大精深，以及中医学者的探索精神。

第一节　针刺镇痛

　　疼痛是一种复杂的生理心理活动，是临床上最常见的症状之一。它包括伤害性刺激作用于机体所引起的痛感觉，以及机体对伤害性刺激的痛反应［躯体运动性反应和（或）内脏植物性反应］。痛觉可作为机体受到伤害的一种警告，引起机体一系列防御性保护反应；但疼痛作为报警也有其局限性，如癌症等出现疼痛时，已为时太晚。而某些长期的剧烈疼痛，对机体已成为一种难以忍受的折磨（图4-1）。因此，镇痛是治疗疼痛性疾病时的重要任务。

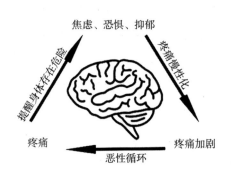

图4-1　疼痛应激示意图

一、针刺镇痛渊源

针刺应用领域广泛，其中重要且广受关注的一项作用就是镇痛。随着针灸学的不断发展，针刺镇痛的手段及选穴也愈来愈丰富，其对临床各类疼痛性疾病均有较好的效果，取得了广泛的临床效验。

1.针刺镇痛起源及体系的建立

远在石器时代，人们身体局部出现疼痛时，很自然地会用手揉按或捶打痛处以缓解不适。随后发现，当用一种石器叩击身体某部时，缓解疼痛的效果更为明显，于是便创造了用砭石点按特定部位以止痛的砭刺镇痛疗法。可以说，针刺镇痛源于人们对镇痛的长期探索与实践。

长沙马王堆汉墓出土的帛书记述了在经脉上施以艾灸，用以消除心痛、腹痛、齿痛、颔痛、腰痛、头痛、背痛、臂痛等症，展示了早期针灸学对痛与镇痛的认识程度。

战国时期针刺镇痛已经形成系统的理论和方法。《内经》记述疼痛产生的重要原因是"经脉流行不止，环周不休，寒气入经而稽迟，泣而不行……客于脉中则气不通，故卒然而痛"（《素问·举痛论》）。针灸刺激可"通其经脉，调其血气"（《灵枢·九针十二原》），其治疗"以痛为腧，以知为度"（《灵枢·经脉》）。针具及刺法的选择针对疼痛的种类不同而有所宜；如用"圆针"点刺泻血以止急痛或瘤痛，用"分刺法"治疗肌肉痛，用"报刺法"治疗游走痛，用"齐刺法"治疗病变范围小而部位深的疼痛（《灵枢·官针》）。

《针灸甲乙经》设有专论痛症部位和刺穴的篇章，首次提出郄穴的名称和位置，后世在此基础上发现阳经郄穴善治急性疼痛，如胃脘痛取梁丘等。金元时期，窦汉卿《针经指南》又补充了八脉交会穴治疗不同痛症的理论，为后世针刺镇痛选穴提供了重要的参考依据。至此，针刺镇痛疗法从理论到临床实践已趋完善。

2.针刺镇痛在近现代发展与创新

由于西方医学的传入，清末直至中华人民共和国成立之前，针刺镇痛的应用和研究一直发展缓慢。新中国成立后，在政府的大力倡导之下，针刺镇痛才又恢复了生机。

20世纪60年代开始出现有关针刺镇痛机理的研究。神经系统的各个部位，如脊髓、脑干、间脑、大脑皮层都参与了针刺效应的传递。随着研究的不断深入，人们在针刺镇痛方法的选择、针刺强度、持续时间和治疗频率、疼痛类型等诸多方面形成了系统而深入的认识。

表4-1　不同针灸镇痛方法及作用

镇痛方法	作　用
电针镇痛	针刺穴位获得针感后，在针柄上通以微量脉冲来刺激穴位，以达到镇痛效果，治疗各类疼痛性疾病
头针镇痛	在头皮部的穴、线、区施针，具有良好的镇痛作用
腕踝针镇痛	通过皮下浅刺法治疗身体的各种病症，选穴少，操作方便、安全，见效快，治疗软组织损伤疼痛最为显著
温针镇痛	在毫针上加艾施灸，作用强而持久，具有温通经脉、活血止痛、舒筋利节的作用，广泛用于各种痛症的治疗
腹针镇痛	以神阙为中心，在腹部施针，可治疗多种痛症
耳针镇痛	先通过耳郭诊断，后于耳部施针，其痛症的治疗广受认可
水针镇痛	即穴位注射疗法，在穴位、痛点或肌肉起止点注射药液，通过针刺、液压及药物对穴位的综合作用来调整机体机能和改变病理状态，从而达到治疗疾病的目的；既有针刺对痛点的机械性刺激，又有药物的化学性刺激，同时，药物又可延长对痛点的刺激时间而延长镇痛效果

　　针刺镇痛的取穴多采用局部取穴与远端取穴相结合，辨证取穴与辨病取穴相结合，经验取穴与实验取穴相结合。在诸多穴位中，有五类特定腧穴被广泛应用于多种疼痛性疾病的治疗。

表4-2　针刺镇痛选穴

特定腧穴	穴位特征	镇痛特色	应用举例
郄　穴	经脉气血深聚之处	用于脏腑、经脉的急性、发作性痛症	阴郄、郄门治疗冠心病心绞痛；梁丘治疗急性胃肠痉挛性绞痛；地机治疗痛经
募　穴	脏腑、经脉气血输注于胸腹部的一组经穴	主治相应脏腑的急性实痛	中府（肺募）治咳嗽胸痛；膻中（心包募）治疗心绞痛；中脘（胃募）治疗胃痛；期门（肝募）及日月（胆募）治疗肝胆区疼痛
下合穴	六腑在下肢的合穴	专治六腑急性痛症	足三里主治消化系统痛症；委中穴主治腰背及下腹膀胱区疼痛
四关穴	合谷配太冲	主治肢体及内脏的多种疼痛，为止痛要穴	《标幽赋》云："寒热痹痛，开四关而已之。"
筋会穴	阳陵泉	用治体表痛症，肝胆疾患引起的胁痛、胆绞痛等	临床多用筋会穴和郄穴配伍治疗痛症，称"郄会配穴法"，如胆绞痛取阳陵泉配外丘

二、针刺镇痛的应用

1.针刺镇痛的特点

（1）针刺能镇急性痛、慢性痛及癌性疼痛

急性痛是指与损伤短暂相关，在正常的愈合期中可消除的疼痛。术后痛是临床上最常见的急性痛之一。1966—2007年发表的15篇随机对照临床试验的研究发现，术后8、24、72 h，针刺组较对照组分别少用吗啡3.14 mg、8.33 mg和9.14 mg；用视觉模拟评分（VAS）测痛，在术后8 h和72 h痛觉较对照组显著降低。此外，急性腰扭伤、三叉神经痛等也是临床常见的急性痛，均可通过针刺镇痛获得较好的治疗效果。

慢性痛是指疼痛持续3个月以上或较正常痊愈过程持久的疼痛。临床常见的颈椎病、腰椎疾病、肩周炎、风湿性关节炎、类风湿性关节炎等出现的疼痛多属此类疼痛。电针对慢性疼痛可起到显著的抑制作用，其中，促肾上腺皮质激素释放因子受体、谷氨酸受体和γ-氨基丁酸受体可能参与其中。运用测痛仪观测针灸治疗2 048例慢性痛患者的疗效，结果表明，临床治愈率为23.9%，显效40.5%，好转33.2%，无效2.4%，总有效率达97.6%。

癌性疼痛是恶性肿瘤患者最痛苦的症状之一，针刺可有效减轻癌痛。针刺双侧足三里穴对腹部癌疼痛的有效率，胃癌为93%，肝癌为87%，结肠癌为88%，淋巴肉瘤为90%；对肺癌胸痛和上肢痛，在使用吗啡和盐酸哌替啶无效的情况下，针刺肺经的郄穴（孔最穴），采用快速强刺激的针法，可使剧痛迅速缓解。

（2）既能抑制体表痛，又能减轻乃至消除深部痛和牵涉痛

用6%氯化钠溶液注入脊间韧带造成实验性深部痛和牵涉痛，针刺镇痛的有效率为65%左右。其镇痛效应表现为，疼痛程度减轻，牵涉部位的面积缩小，时程缩短，或有感觉的性质发生变化。

（3）既能提高痛阈和耐痛阈，又能减低疼痛的情绪反应

应用直流电- K^+ 透入法，测定针刺正常人合谷穴前后，额、胸、背、腹、腿五个部位的皮肤痛阈变化的时间效应曲线，针刺后各测定点的皮肤痛阈均逐渐升高，平均升高65%～95%。针刺后大多数受试者耐痛阈也有不同程度的提高，一般针刺合谷穴5 min后同侧和对侧的头、胸、腹、背、四肢的耐痛阈即有所上升，至15～20 min时，耐痛阈最高可达对照值的180%以上，运针1 h耐痛阈呈波动性变化，但仍维持在比针前高的水平，起针后耐痛阈逐渐恢复到针前水平。

此外，通过针刺镇痛，可使痛刺激引起的紧张、恐惧、不安、焦虑和烦躁等消极情绪变为安定、镇静的积极情绪。

（4）既能减低痛觉分辨率，又能提高报痛标准

信号侦查论认为，受试者对刺激的判断（痛或不痛，微痛或剧痛）包含两种成分或两个独立指标，一是受试者实际感知觉能力，称感觉敏感性或感觉分辨力；一是包含动机、意志、态度等因素的报告标准。针刺镇痛具有降低痛觉分辨力和提高报痛标准的双重效应。

（5）时效关联

针刺镇痛与药物镇痛类似，呈现时效关联性。人体从针刺开始至痛阈升高至最大值，一般需20 ～ 40 min，继续运针或行电刺激，可使镇痛作用持续保持在较高水平上，停针后其痛阈呈指数曲线形式回落，半衰期16 min。

2.针刺镇痛的原理

针刺镇痛以针灸学经络理论为根基，按照疼痛特点及部位进行选穴、配穴，通过针刺手法的刺激，能够促进许多神经递质或调质的分泌，阻碍痛觉的传导，抑制周围和中枢神经系统因疼痛造成的异常放电，从而达到镇痛的目的（图4-2）。

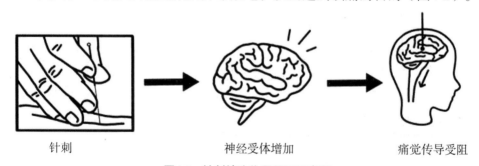

| 针刺 | 神经受体增加 | 痛觉传导受阻 |

图4-2　针刺镇痛作用原理示意图

针刺镇痛原理研究，是借用现代科学的理论和方法证明了我国传统医学针刺疗法的科学性，这极大地推动了针灸学科的现代化进程。传统针灸学所蕴含的对生命活动及疾病治疗规律性的认识，在疼痛生理的研究之下，逐渐被世界主流医学所认同。

第二节　针刺麻醉

现代麻醉技术是19世纪初发明的，极大地推动了外科学的发展，但现代麻醉对人体生理功能的干扰以及带来的风险仍不能完全避免。在探寻更安全有效的麻醉方法的过程中，人们关注到了针刺镇痛作用，并将其应用于麻醉领域。

针刺麻醉，是应用针刺穴位能够镇痛和调节人体生理生化、免疫等功能的原理，在患者的一些穴位上予以针刺刺激，辅以少量药物，使患者在清醒状态下接受手术的一种麻醉方法。

一、针刺麻醉的历史

1955年，韩国学者宋台锡在日本专业针灸杂志《医道の日本》上刊登了一篇题为"针刺完骨穴有卓越的麻醉性催眠作用"的文章，在该文中首次提出在针刺催眠状态下进行外科手术的设想，并称之为针刺催眠麻醉，成为世界上第一个提出针刺可用于手术麻醉的设想者。

1958年8月30日，上海市第一人民医院耳鼻喉科医师尹慧珠，采用针刺双合谷，在没有注入任何麻醉药的情况下顺利为一位患者摘除扁桃体。并在手术病史记录麻醉类别栏里，写上"针灸（双合谷）"字样，从而使之成为世界上首份针麻病例。

1965年12月，国家科委正式颁发了关于"针刺经络穴位麻醉应用于胸腔（肺）手术的临床研究成果报告"，报告上海第一结核病院与上海市针灸研究所用手针针麻临床施行肺切除手术186例，成功177例，占95.5%，失败9例，占4.5%。至此，针刺麻醉下肺切除，成为我国针刺麻醉史上第一个国家级成果。

1966年，原卫生部在上海召开了第一次全国针刺麻醉工作会议，制定了《针刺穴位麻醉研究工作二年规划纲要草案（1966—1968）》，并对推广针刺麻醉的临床应用和原理的研究均做了重要指示，针刺麻醉成就获得肯定。从此，针刺麻醉在全国范围迅速开展起来，针刺麻醉逐渐成为一门独立的学科，手术例数和手术种类迅速扩大。

1971年7月19日，新华社首次向世界报道了中国医务工作者成功使用针刺麻醉的消息，是中国针灸学发展史上的一次飞跃，使历史悠久的中国医药学大放光彩（图4-3）。

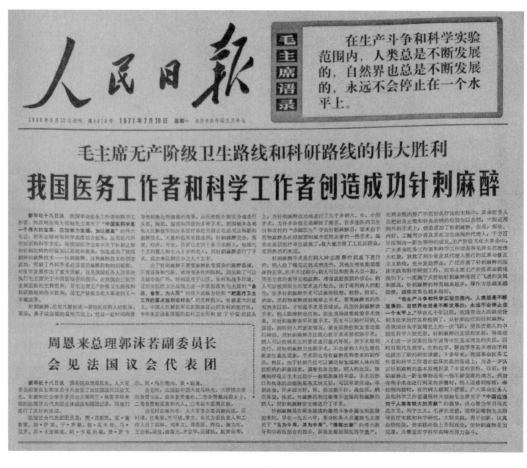

图4-3　人民日报关于"针刺麻醉"的报道

　　1971年9月，中央理论刊物《红旗》杂志特辟《关于针灸与针刺麻醉原理讨论》专栏，刊出针刺麻醉原理讨论文章。同年11月，《人民画报》刊载了大量针刺麻醉的照片，呈现了多种针麻方法（图4-4～图4-8）。

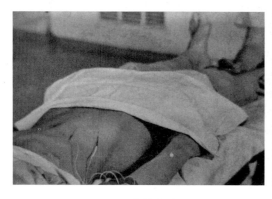

图4-4　电针麻醉

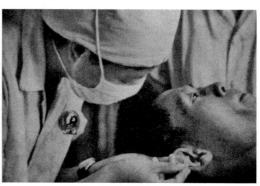

图4-5　耳针麻醉

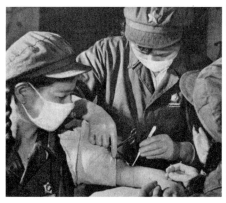 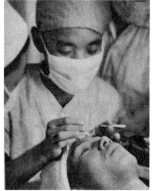 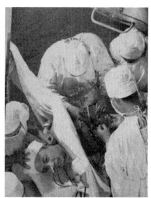

图4-6　手部针刺麻醉　　　　图4-7　头部针刺麻醉　　图4-8　针刺麻醉下开胸手术

　　1972年，画家汤沐黎创作的油画《针刺麻醉》细致地描绘了针刺麻醉手术的场景（图4-9）。

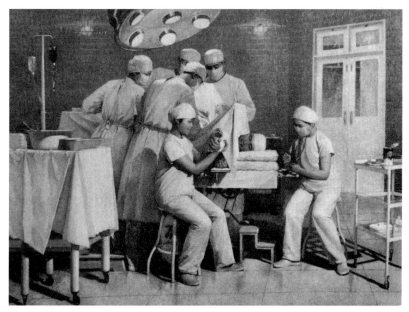

图4-9　油画《针刺麻醉》

　　1972年，美国总统尼克松首次访华时提出要求参观针刺麻醉手术，尼克松本人及其代表团先后参观了针刺麻醉下进行甲状腺切除手术和肺叶切除手术，从而以针刺麻醉为契机在国际社会掀起一股针灸热潮，推动了针灸疗法走向世界。美国海量发行的《读者文摘》于1972年7月曾发表一篇题为"我曾亲眼看见针灸确实有效"的短文，署名是美国空军少将、总统医生沃尔特·塔卡。文中详细地描述了作者随总统访华期间到北京友谊医院参观针刺麻醉的全部过程。

　　1974年，上海电影制片厂出品了一部以针刺麻醉为主题的电影，《无影灯下颂银针》，后由上海文学出版社编辑成连环画册出版发行（图4-10～图4-11）。

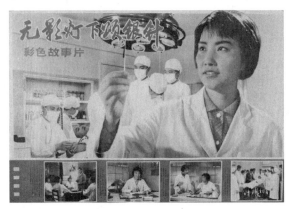

图4-10　《无影灯下颂银针》电影海报

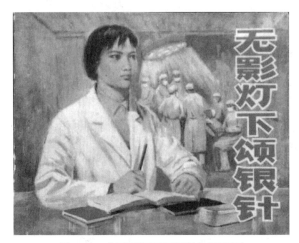

图4-11　《无影灯下颂银针》连环画

1976年4月9日，中国邮政部发行了一套《医疗卫生科学新成就》特种邮票。全套邮票共4枚，3枚都是针灸和中医领域的重大成就，其中第一枚就是《针刺麻醉》（图4-12）。

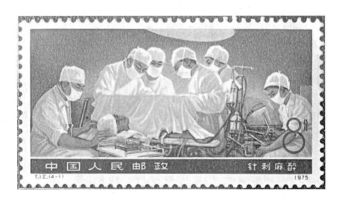

图4-12　《针刺麻醉》邮票

1975—1979年，针刺麻醉手术总例数跃增至200万例。但这五年间所做的手术种类已基本上集中在一二十种范围内，并对主要手术进行了全国性的大样本重复。

1979年6月，全国针灸针麻学术讨论会在北京召开。参加这次会议的，除国内针灸针麻工作者外，尚有三十多个国家和地区的学者。国内各地提交这次会议的论文多达1 027篇，外国学者报告的论文也有57篇。这是对二十余年来针灸针麻研究的一次全面的检阅，标志着针麻研究进入了一个新的发展阶段。

1980年，针刺麻醉存在的镇痛不全、肌肉紧张及内脏牵拉反应被概括为"针麻三关"。国内医学工作者历经实践发现，单纯依靠穴位针刺不能满意地解决镇痛不全的问题，采用针刺与药物相结合的针刺复合麻醉，既可以达到无痛，有助于克服"三关"，又因麻醉药物量少，对机体免疫功能抑制小，可减少并发症，有利于患者康复。

在其后的四十多年中，针麻经历了由当初的普遍应用到有选择地应用、从单纯针刺麻醉代替药物麻醉到针刺与药物复合麻醉的发展历程，其积累的资料为针灸学术的发展提供了宝贵的经验。2000年以后，从BBC对针刺麻醉的报道开始，各种媒体报道接踵而至。德国电视台《开放的亚洲》对针刺麻醉进行跟踪报道，中央电视台以《神奇的针刺麻醉》为题分两集系统记录针刺麻醉的过程。近10年以来，有诸多境外学术团体或医院，如美国中医学会、美国外科学会、英国医师公会等来访交流针刺麻醉技术，我国针麻团队也多次赴国外进行相关内容的培训，足以窥见针刺麻醉的魅力。

二、针刺麻醉的应用

1.针刺麻醉的特色之美

（1）使用安全，适应证广

针刺麻醉是比较安全的麻醉方法。应用药物麻醉，有可能因为用药过量或患者对药物过敏而发生麻醉意外，也可能因技术操作上的失误而造成事故。而针刺对机体的各器官系统不会造成不良反应，不会因为针麻本身导致严重的事故。据上海地区25万余例针麻手术病例统计，无一例因针麻而造成死亡事故。一些因药物过敏或其他原因（如癫痫限制麻醉药物使用）而不能施行药物麻醉的病例，可选用针刺麻醉，从而扩大了麻醉的适应证。

（2）调整功能，生理扰乱轻

针刺穴位可调整身体各种机能，因此，在针刺麻醉下，患者因手术所致的生理扰乱较轻，血压、脉搏、呼吸一般都较为平稳。例如，某些心脏手术中，心内操作刺激引起的血压降低，针刺麻醉下通常较药物麻醉下持续时间短，并能很快回升到接近正常水平。休克患者用针刺麻醉进行外科手术时，针刺的调节作用配以抗休克措施，通常血压可较快回升，患者术中状态较为平稳。

（3）患者保持清醒，能充分发挥主观能动作用

在针刺麻醉下施行手术，患者通常保持清醒状态，可与医务人员密切配合，从而提高手术效果。例如，在颅脑手术中，可及时询查患者的感觉和运动机能，最大限度地避免或减少重要脑区的损伤。在全喉切除术中，患者可随时试做吞咽动作。在斜视矫正术中，可随时要求患者活动眼球。在手指肌腱移植术时，可要求患者活动手指以及时检验手术效果。

（4）具有后效应，利于患者康复

针刺麻醉很少发生药物麻醉通常出现的后遗症、并发症及其他术后不良反应。相反，其具有包括促进组织代谢活动、增强网状内皮系统机能等在内的后效应。针刺麻醉术后，患者创伤反应通常较轻，手术热和切口痛持续时间较短，程度较轻，胃肠蠕动等各项机能恢复较快，患者可早期进食、早期活动，有利于康复。

（5）简便、经济，便于推广

针麻操作比较简便，易于学习掌握，无须复杂的麻醉器械，不受设备条件限制。同时医疗费用较少，可减轻患者的经济负担。

尽管研究表明针刺麻醉尚有以下几方面的缺陷：①镇痛不全；②不能完全抑制内脏反应；③肌肉松弛不够满意。但是，针刺麻醉在一些手术中所体现的优势却是不可否认的，它依然是临床麻醉的有效方法之一。我们不能夸大针麻的作用，也不能否认它的临床价值，关键在于更深入地研究针麻的特点，根据患者的实际情况，利用这一技术的优势，更好地为临床服务。

针刺麻醉的临床应用需在综合患者、病情、手术方式等多方面情况后，确定针刺麻醉的开展方式，以及与药物麻醉配合的施行方案。

2.针刺麻醉使用范围

目前针麻和针药复合麻醉主要用于头面部、颈部、腹部、妇产科及四肢的手术。麻醉效果较好的手术有：甲状腺摘除手术、颞顶枕区及后颅窝手术、前颅凹颅脑手术、颈椎前路骨科手术、肺叶切除术、剖宫产、腹式子宫全切除术、输卵管结扎术、胃大部切除术、全喉切除术、上颌窦根治术、斜视矫正术、拔牙术等。针刺麻醉术对于心、肺、肝、肾等功能不良，以及年老体弱、病情危重，特别是对麻醉

药物过敏而不能采用药物麻醉的患者，是一种较为理想的麻醉方法。

3.针刺麻醉的准备

针刺麻醉的准备阶段，包括术前预测、试针和心理诱导三部分。

表4-3 针刺麻醉准备过程

过　程	目　的	方　法
术前预测	测定患者针刺诱导前后某些生理指标的变化，以此来估计针刺麻醉效果，作为麻醉选择的依据	①皮肤感觉-知觉阈测定，包括触觉阈、痛阈、耐痛阈、两点辨别阈等；②自主神经系统机能状态测定，包括皮肤温度测定、眼心反射测定、肾上腺素皮内试验、呼吸节律波、指端脉搏容积波、心率、皮肤电变化等；③血液、体液指标，以及心理学评分量表
试针	①了解患者针刺得气情况和对针刺的耐受力，以便手术时选取适当的刺激方式和刺激量；②对于从未接受过针刺的患者，试针可消除其对针刺的恐惧感	在术前预测的基础上，选择几个穴位进行针刺，调整刺激量，做好相关记录
心理诱导	对患者进行心理引导，从而获得较好的针刺麻醉效果	向患者介绍针刺麻醉的优点，术中配合的具体方法，调整患者的不良情绪，使患者建立安全感

4.针刺麻醉部位的选择

根据针刺选择部位的不同，针麻可分为体针麻醉、耳针麻醉、面针麻醉、鼻针麻醉、头针麻醉、手针麻醉、足针麻醉等，临床应用以体针和耳针为主，其他方法配合使用。

（1）体针麻醉

通常选用四肢和躯干经穴组成"针麻处方"。处方主要遵循以下四个原则：①循经取穴，根据经络学说选取循行经过手术切口或其附近、与手术所涉及的脏腑相关的经脉上的相应穴位，尤其是相关的特定穴，临床研究发现，输穴、合穴、原穴、络穴、郄穴和一些交会穴的镇痛效应较好；②辨证取穴，根据病变和手术所涉及的部位、各种证候选择相关的穴位，这里的证与患者的病症不同，主要是指手术引起的或可能引起的一组症状群；③同神经节段取穴，是依据神经解剖学知识，选取和手术部位同一节段或邻近节段神经分布区的穴位进行麻醉；④经验取穴，是指选取临床易得气、针感较强、操作方便的穴位进行针麻，如足三里、合谷和内关等。

（2）耳针麻醉

以选取耳穴为主进行麻醉。选穴时主要遵循两个原则：一是辨证原则，是指根据手术部位在中医理论体系中的与相应脏腑的特定关系选取耳穴中相应的部位。如大部分手术均取肺穴，是因为中医认为肺主皮毛；骨科手术取肾穴，是因为肾主骨；眼部手术取肝穴，是因为肝开窍于目。二是反应点原则，是指选取手术部位或所及脏腑在耳郭上的反应点进行针刺麻醉。此外，与体针一样，一些经验穴也是耳针麻醉里常用的，如神门、交感、脑干和皮质下等。

5.针刺麻醉的刺激方式

针麻的刺激方式主要有手针式、电针式、经皮电刺激式三种。

表4-4　针刺麻醉的刺激方式

方式	特 点	方 法	优 点	缺 点
手针式	针刺得气后，通过手指运针，维持穴位一定强度的适宜刺激，获得持续的得气感	体针，捻转幅度90°到360°之间，肌肉丰厚处提插幅度在10 mm左右；耳针，用捻转法，幅度180°左右	根据施术者手下的针感，随时调整运针的方法和强度，以维持良好的得气状态	费人力
电针式	针刺得气后，将电针仪连接针柄，利用其输出的脉冲电流维持针感	针刺得气后连接电针仪，选择连续频率，调节强度，测试术区痛觉减弱或消失情况	能获得相对稳定的刺激，可以对刺激量进行定量控制	不能及时调整针感，且易产生针刺耐受
经皮电刺激	通过特定的电极作用于特定部位而获得镇痛效果	经皮电刺激为高频率、小波宽的脉冲	无创性、安全性，操作方便	应用范围较小，主要用于术后镇痛

6.针刺麻醉的影响因素

影响针刺麻醉效果的因素是多方面的，例如穴位选择、穴位刺激方式和刺激量、外科操作的配合、辅助用药和患者的个体差异等。

（1）穴位选择

回顾针刺麻醉的发展，取穴的趋势是由多到少，由繁到简。例如，肺切除术由早期取八十多个穴位，发展到目前只取几个穴位。这说明穴位的数目并不影响针刺麻醉效果。穴位的选择及配伍可在一定程度上影响麻醉效果，说明穴位有特异性。针对同一种手术可采用多种配穴处方，而用同一穴位处方又可施行多种手术，又说明穴位特异性只具有相对的意义。值得注意的是，全身任何一个穴位的针刺，一旦得气，均有不同程度的镇痛效果；但任何一个穴位的针刺，均不能达到完全的镇痛。

（2）穴位的刺激

在其他条件相同的情况下，提高刺激强度，可在一定程度上提高针刺镇痛效果，但若超过一定阈限，患者不能耐受，并可引起疼痛，反而减弱针刺效果。临床表明，患者对针刺的耐受力存在个体差异，即使同一患者的同一个穴位，在手术过程的不同阶段，对针刺刺激的耐受性也有差别。因此，选择和不断调整刺激参数，给予适宜的刺激量，是针刺麻醉取效的因素之一。此外，有证据表明，不同的刺激方式（如电针、手法运针）在某种情况下效果也有区别，这些方面均有待进一步探索。

（3）手术操作的配合

在针刺麻醉下，手术医生的操作要尽力做到稳、准、轻、快，有助于减轻术中镇痛不全、内脏反应和肌肉紧张。此外，改进操作技术，创新手术方法，优化手术器械，虽不是从实质上提高针刺麻醉效果，但可以更好地适应针刺麻醉的要求。

（4）辅助用药

合理的辅助用药是针刺麻醉的一个重要环节。任何一种麻醉，都必须保证患者在术中绝对安全与无痛。现实的情况是，完全不给药或仅予少量手术前用药，仅依靠针刺的镇痛作用完成手术，除少数手术外，绝大部分患者是做不到的。因此，针刺麻醉中，辅助用药不仅是允许的，而且是完全必要的。

1980年，在广西南宁召开的全国针刺麻醉工作座谈会上，有单位提出针刺合并小剂量药物麻醉，既保持针刺麻醉的特点，又发挥麻醉药物的作用，以解决针刺麻醉存在的镇痛不全等问题，即"针药结合"的方法。这种看法一经提出，就受到了广泛关注。1981年，在北戴河召开的针刺麻醉临床研究工作会议重点讨论了进一步提高针刺镇痛效果的问题。会议指出，多年来从筛选穴位和刺激方法等方面进行的探索表明，单靠穴位针刺不能满意地解决镇痛不全的问题。有效的方法之一，是在手术中的某些步骤加用适量的镇痛药物，即"针药复合麻醉"。在国外，针刺麻醉的发展趋势也是针药结合，有人称之为"针药麻"。由此可见，进一步探索针麻中用药的种类、方法和剂量，同时发挥针刺麻醉和药物麻醉的长处，是进一步提高针麻效果的有效途径。

（5）患者的个体差异

针刺麻醉效果存在很大的个体差异。同样的病种和手术条件，应用同样的穴位处方和刺激方法，针刺麻醉的效果不尽相同。据报道，情绪稳定，对针刺刺激敏感，痛阈和耐痛阈较高，中医辨证分型属于阳虚者，针麻效果较好。

学习小结

本章介绍了针刺镇痛与麻醉的发展历程，从其效应特点、作用机理、选穴、操作方法等方面阐释了针刺镇痛与麻醉的临床应用，体现其历史渊源之美，效应特色之美，临床发展之美，济救百姓之美。

本章思考题

1.如何评价针刺镇痛与麻醉的临床之美？试论其临床价值。

2.剖析针刺镇痛与麻醉的局限性。

3.查阅相关资料，阐述针刺镇痛与麻醉未来的发展趋势，分析其发展之美。

第五章　百花齐放见微针

本章导读

　　本章主要介绍微针的理论基础，头针、眼针、耳针、手针、锁骨针的源流、特色、流派及临床应用，欣赏、感受百花齐放、百家争鸣的微针，体验微针疗法的创新之美。

第一节　全息美学出微针

　　微针疗法，是采用针刺等方法刺激人体相对独立的特定部位，以诊治疾病的多种针灸疗法的总称，包括耳针、头针、眼针、腕踝针、腹针、手针、面针、鼻针和第二掌骨侧针法等十余种各自相对独立的疗法体系。因其具有穴位集中、操作简便、疗效独特等特点，成为针灸临床施治的重要手段之一。

　　微针疗法的理论基础主要是经络学说和生物全息理论。微针系统的穴位和刺激部位均通过经络与人体脏腑和组织有密切的联系，这种局部和整体的密切联系，与经络系统的作用是密不可分的。全息是指每个生物体中既包含整体的全部信息又具有其生命功能且相对独立的部分，是组成生物体的一个部分，受整个生物体的支配和控制，同时又包含生物体的全部信息。生物全息理论，简单来说，指的是在各相对独立的局部区域内存在着人体缩影。如耳郭部存在着头下臀上的倒置投影（图5-1，图5-2）；面部、鼻部存在着头上足下的人体缩影（图5-3，图5-4）；头部存在着以冠状缝为上肢、人字缝为下肢、矢状缝为躯干的人体缩影；舌体存在着以舌底为头面五官、舌面为躯干四肢的人体缩影；眼区存在着头朝目外眦、足向目内眦的横卧的人体缩影；第二掌骨存在着远端为头、近端为足的人体缩影（图5-5）；这些人体缩影上相应的脏腑器官、躯干四肢的部位即为穴位的名称，作为刺激点，发展出了耳针、面针、鼻针、头针、舌针、眼针和第二掌骨侧针法等多种多样的微针疗法。

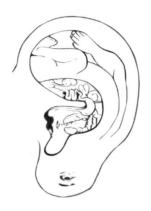

图5-1 耳穴分布规律

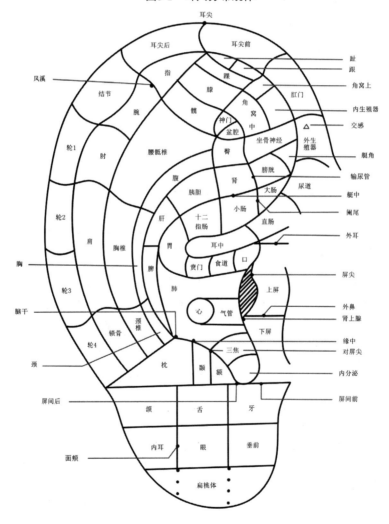

图5-2 耳郭全息图

图片来源于国家标准"耳穴名称与定位（GB/T13734—2008）"

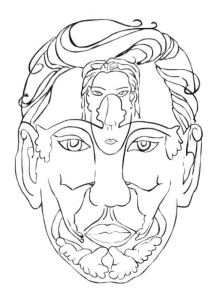

图5-3　整体在颜面投影区域

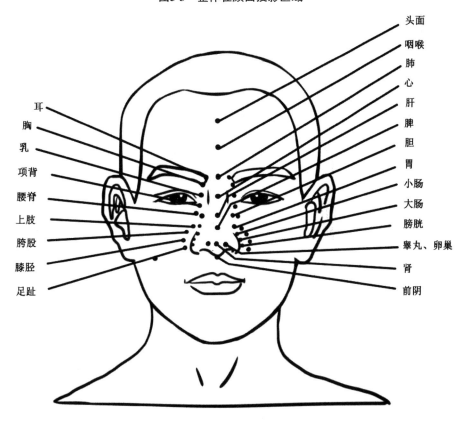

图5-4　鼻针穴位分布示意图

图片来源于GBT 21709.17—2009针灸技术操作规范第17部分：鼻针

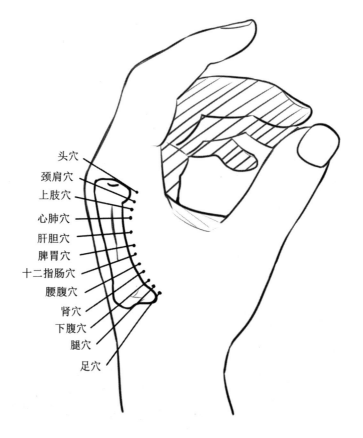

头穴
颈肩穴
上肢穴
心肺穴
肝胆穴
脾胃穴
十二指肠穴
腰腹穴
肾穴
下腹穴
腿穴
足穴

图5-5　第二掌骨穴位分布示意图

与体针相比，微针疗法的针刺操作要简单得多。面针、鼻针、舌针和眼针多采用斜刺或平刺，耳针、第二掌骨疗法多采用直刺。一般，将针进至一定的深度，得气即可，无须施用各种行针手法或补泻手法，留针30 min左右（舌针以6 min左右为宜），也可通过埋针来延长刺激时间，加强刺激作用，提高治疗效果。

第二节　微针的百家争鸣

近几十年来，微针疗法的临床及实验研究报道众多，相关系统性总结的著作、教材的出现及国家标准的颁行，标志着微针疗法已自成体系、影响力提升。然而，多种微针系统诊疗法在临床应用上体系不一、流派众多，呈现了百花齐放、百家争鸣的现状。

一、头针——调神之美

头皮针法又称头针法，是指在头部特定部位针刺的治疗方法。头针疗法是微针疗法的重要组成部分，主要应用于脑源性疾病，特别是神志病，其操作简单，方便安全。古代医家已经充分认识到头部腧穴治疗头面五官部疾病、神志病的重要性。如《素问·骨空论》曰："风从外入，令人振寒……治在风府。"提示运用风府穴可以治疗外感头痛。《灵枢·热病》曰："所谓五十九刺者……风池二，天柱二。"说明早在《黄帝内经》时期就有采用头部腧穴治病的记载。至晋代头部腧穴的应用范围更为广泛，如《针灸甲乙经》曰："头痛身热……脑空主之；痉，背强反折……五处主之；疟，神庭、百会主之。"至宋代，有采用头部腧穴治疗中风的记载，如《圣济总录》言："诸风发动……半身不遂或口噤不言……灸神庭一处七壮……"明代医家则进一步认识到头部腧穴对治疗中风及其后遗症的作用，《普济方》曰："忽中风言语蹇涩、半身不遂……百会、耳前发际……神效。"

头针疗法起源于20世纪50年代，经几十年发展形成多个流派，由于使用头部腧穴的实践经验和治病角度不同，各医家提出的头穴治疗区、功能主治和针刺手法等学术见解也不同，故而形成了诸多的头针流派，如方云鹏头针、焦顺发头针、于致顺头针、汤颂延头针、林学俭头针、朱明清头针、俞昌德颅针和刘炳权头针等头针流派，这些流派既有相通之处，又各具特色。这些头针理论及其临床实践的发展，进一步促进了头针体系的发展。

表5-1 各派流派头针比较表

派 别	定位原则	针 具	刺 法	深 度	行针法	时 间	优势病种
方云鹏头针	微针体系＋颅骨缝＋大脑皮层功能分区		纵向刺、横向刺和斜向刺	刺到骨膜	留针期间运针1～3次	30 min至8 h	中枢神经系统疾病、精神病症、疼痛与感觉障碍和皮质内脏功能失调
焦顺发头针	大脑皮层功能分区		平刺或斜刺		快速捻针	30 min	神经系统疾病、消化系统疾病、呼吸系统疾病、循环系统疾病、关节病和妇科疾病
于致顺头针	大脑皮层功能分区＋经络理论＋针场假说定位	26～30号、1～2寸的毫针	透刺和丛刺	刺到帽状腱膜以下	留针期间运针1～3次	脑源性瘫痪（中风、脑性瘫痪头痛、癫狂、癫痫和高热惊厥）病
汤颂延头针	大脑皮层功能分区＋经络理论＋阴阳学说＋微针系统理论		平刺或斜刺		小幅度提插捻转	20～60 min	中枢神经系统疾病、消化系统疾病
林学俭头针	大脑皮层功能分区＋脑功能与血流关系＋神经生理学		平刺或直刺	贴近骨膜	提插不捻转	1 h以上	脑源性疾病
朱明清头针	藏象学说＋经络理论＋大脑皮层功能分区		透刺、对刺、交叉刺、接力刺、排刺、半刺和缪刺	刺到帽状腱膜以下	提插不捻转	2～72 h	危急重症、神经系统疾病和疼痛性疾病
俞昌德颅针	颅骨缝		平刺或斜刺		快速捻针	20～60 min	脑血管疾病、中风后遗症
刘炳权头针	子午流注＋灵龟八法＋八卦学说		平刺或斜刺	刺到肌层与结缔组织之间			中风后遗症、偏瘫

表5-2 各流派头针全息象比较表

派 别	全息象
方云鹏头针	以颅骨缝为支架，将人体总运动系统大致看成伏于头部的缩影，将人体感觉中枢看成仰卧于额前发迹的缩影，同时根据大脑皮层功能区域在头皮投影选择刺激点（图5-6）
汤颂延头针	假设把人体作冠状切面，等比例缩小成与头皮前后半部大小相等的前后两半缩影。人体前为阴，后为阳，即全息象的前半身为阴，倒悬仰卧于头皮前半部分，人体后半身缩影为阳，倒悬俯卧于头皮后半部分（图5-7）
朱明清头针	自神庭穴至百会穴相当于一个仰卧的人体，自百会穴至脑户穴相当于一个俯卧的人体，两人体均为静坐姿势；第三个人体缩影为人体垂直站在百会穴上，第四个人体缩影为仰天横卧在前发际，头在神庭穴而会阴在本神与头维之间，左右各一

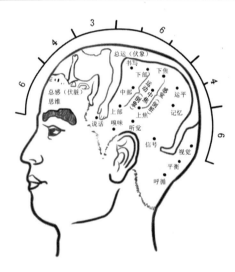

图5-6 方云鹏头针全息象

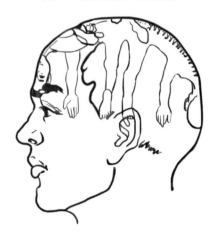

图5-7 汤颂延头针全息象

1.方云鹏头针"调神三步法"

随着社会心理问题日益严重，神志病症成为医学研究的热点和难点之一。在中国，血管性痴呆患者已达4 000万，并呈逐年上升趋势，成为影响老年人生存的四大致命因素之一，社会危害性日益增加；而成年人中有12%～20%的人受到过失眠困扰。血管性痴呆和失眠等神志病症不仅严重威胁患者的身心健康和生活质量，而且还给家庭和社会带来巨大负担。方氏头针自20世纪50年代发明以来，经几代传承人半个多世纪的不断创新和发展，形成了一套以"三步调神法"为指导思想的规范化方案。

神志病患者往往情绪低落或烦躁，在针刺前先缓和患者情绪，对患者进行心理疏导，待患者情绪稳定后才给予针刺，此为宁神；针刺时会告诉患者针刺部位，可能出现针感，使患者聚神于针下，体会自身细微变化，此为聚神；针刺后再次疏导患者，使其身体放松，心情舒畅，体会经气在体内的周游循环，此为和神。方氏头针三步调神法创新并发展了《黄帝内经》关于"治病必本于神"的学术思想。

通过多中心随机对照试验研究，方氏头针治疗血管性痴呆的可靠性和安全性得到了验证，同时证实了长时间留针（6 h）相较于短时间（30 min）更有助于促进患者认知障碍和肢体运动功能的改善。方氏头针对失眠症也具有确切的疗效，方氏头针治疗失眠主要以改善患者脑部血液循环，疏通人体营卫，调和机体阴阳平衡，从而达到调节患者昼夜节律而治疗疾病的目的，丰富了失眠的治疗手段。

2.朱明清头针治疗精神分裂

患者李某，于1984年4月初出现不眠、烦躁、自言自语和打人毁物等现象。某精神病院诊断为精神分裂症（狂躁型）。随着症状逐渐加重，故来诊。症状：烦躁易怒，狂乱不宁，两目红赤，打人毁物，不避亲疏。朱明清教授遂用头皮针治疗，按"头皮针穴名国际标准化方案"（图5-8，图5-9）取额中线（向前针1寸）、额旁1线（向前针1寸）、顶中线（向后针1寸），用小幅度提插泻法运针5 min。约10 min后，患者逐渐趋于安静，能与医师进行一般问答，嘱留针两天。共针刺治疗3次，半年后随访无复发。

本例因所欲不遂，情志抑郁，郁久化火，痰火上扰，蒙蔽清窍所致。额中线即神庭穴沿经向下1寸，善治精神失常；额旁1线即眉冲穴沿经向下1寸，主治上焦心经病症；顶中线即前顶穴至百会穴，属督脉，有醒脑开窍之功。三线相配伍用泻法有清心开窍、安神定志等功效，可使痰火祛，心窍开，神志定，而诸症自除。朱明清临床常用此法治疗狂躁型精神分裂症，多获奇效。

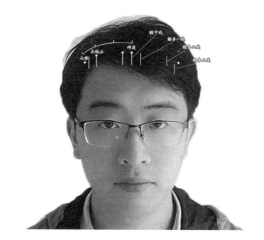

图5-8　额中线、额旁1线

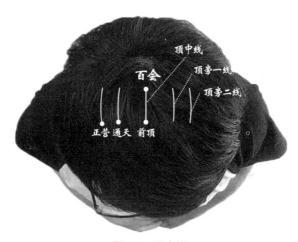

图5-9　顶中线

二、眼针——"五轮八廓"之美

眼针疗法源于五轮八廓学说，用后天八卦将眼睛分八区，内连五脏六腑，外查形色丝络，诊察患者的疾病和机体的情况。由观眼识病发展至眼针分区，其理论依据明确，临床疗效肯定。

1.五轮八廓，整体对称

《黄帝内经》中已有五轮的相关论述，《灵枢·大惑论》曰："五脏六腑之精气，皆上注于目而为之精。精之窠为眼，骨之精为瞳子，筋之精为黑眼，血之精为络，其窠气之精为白眼，肌肉之精为约束，裹撷筋骨血气之精而与脉并为系，上属于脑，后出于项中。"后世医家在此论述的基础上，结合眼球的运动犹如车轮运转，将《灵枢·大惑论》中眼划分成的五个部位称为"五轮"，根据五行理论归纳为瞳仁属水，在脏属肾，称为"水轮"；黑睛属风，在脏属肝，称为"风轮"；两眦属火，在体合脉在脏属心，称为"血轮"；白睛属金，在脏属肺，称为"气轮"；眼睑属土，在脏属脾，称为"肉轮"（表5-3）。肉轮、血轮、气轮、风轮、水轮将眼的各个局部与各个脏腑统一起来成为一个整体，以说明眼的各种生理、病理现象，指导眼部疾病的辨证论治。在临床上可以通过观察各轮的外在表现推断其内在相应脏腑的病变，从而指导脏腑病变的诊治，具有一定的临床指导意义。

表5-3　历代主要医著关于五轮定位的异同

五轮	唐《刘皓眼论准的歌》	宋《太平圣惠方》	元《世医得效方》	明《审视瑶函》
肉轮	两睑，脾	在外，郁郁，黄白色，白睛	上下睑	上下眼胞，动静相应开则可用，闭则万寂
血轮	目中赤翳，心	与肉轮相连，赤黑色，如环	大小眦	大小眦
气轮	白睛，肺	在肉轮之下，隐而不见	白睛	白睛坚于四轮
风轮	位沉，肝	虽有其名，形状难晓，与水轮相辅	黑睛	青睛
水轮	黑睛（位深），肾	在四轮之内，瞳人也，能视万物	瞳仁	瞳神

八廓学说以脏腑学说为理论基础，逐步形成于宋朝末年。《秘传眼科龙木论》记载了八廓名称及其与分属脏腑关系，其中：关泉廓对应小肠、养化廓对应三焦、胞阳廓对应命门、传道廓对应肺、水谷廓对应脾胃、津液廓对应肾与膀胱、清净廓对应肝、会阴廓对应肾，但书中未记载八廓的具体定位，没有将八廓与八卦和八位（天、水、山、雷、风、火、地、泽）相配位。直到元代，危亦林在《世医得效方·眼科总论·五轮八廓》中对八廓的内容进行了充实，首先将八廓与天、地、水、火、风、雷、山、泽相配，并附上了八廓之图，明确了八廓在眼部的对应部位。明代王肯堂在《证治准绳·杂病·目》中将八廓分别对应了互为表里的脏腑，书中还以八卦思想和《内经》为理论依据，首次将八廓与八卦相结合，用"四正四隅"（即：东、西、南、北、东南、东北、西南、西北）八方配伍，明确指出八廓的方位以及与脏腑间的关系，通过划分眼区，以眼不同部位的脉络变化来推测"内之何脏腑受病"，作为辨证论治的依据，即"验廓辨证"法，从而进一步完善了八廓学说。清代吴谦所著的《医宗金鉴》中又有了关于五轮八廓学说新的记载，该书

认为：八廓分属六腑与包络、命门，其位多与五轮相重合。虽然各种说法不一致，但这也从某种程度上继续推动了八廓学说的发展。彭静山教授将眼按照八卦划分为八个治疗区域，配以脏腑，并将八廓定位扩大到眼眶，在此基础上发明了彭氏眼针疗法，也就是"八廓十三穴"（见表5-4）。

彭静山教授划分区域时，人仰卧，头向北，足向南。两目向前平视，经瞳孔中心做一水平线，并延伸过目内、外眦，再经瞳孔中心做该水平线之垂直线，并延伸过上、下眼眶。于是将眼区分为四个象限。再将每一个象限分成两个相等区，即成8个象限，区域相等，此8个相等区就是8个经区。左眼的西北方恰当乾卦，正北为坎，东北为艮，正东为震，东南为巽，正南为离，西南为坤，正西为兑。与脏腑的关系，乾属金，肺与大肠属金；金生水，坎为水，肾、膀胱属水；水生木，正东方肝、胆属木；木生火，正南方心、小肠属火；火生土，西南方坤为地，脾、胃属土；东北艮为山，山为高峰，划为上焦；东南巽为风，划为中焦；正西兑为泽，划为下焦。又因"左目属阳，阳道顺行，故廓之经位法象亦以顺行。右目属阴，阴道逆行，故廓之经位法象亦以逆行"。因此，左眼8个区域序列为顺时针方向，右眼8个区域序列为逆时针方向，左右对称。为了使用方便，彭氏在临床上用1～8八个阿拉伯数字代替乾至兑。1区肺、大肠，2区肾、膀胱，3区上焦，4区肝、胆，5区中焦，6区心、小肠，7区脾、胃，8区下焦。共计八区十三穴（图5-10）。

表5-4 历代医书八卦与八廓相关联脏腑

八卦（八廓）	《世医得效方》	《证治准绳》	《审视瑶函》	《杂病源流》	《医宗金鉴》	《眼针疗法》
乾（金）	肺、大肠	肺、大肠	肺、大肠	肺	肺、大肠	肺、大肠
坎（水）	肾	肾、膀胱	肾、膀胱	肾	肾、膀胱	肾、膀胱
艮（山）	胆	上焦、命门	上焦、命门	胆	包络	上焦
震（木）	小肠	肝、胆	肝、胆	小肠	命门	肝、胆
巽（风）	肝	中焦	包络、中焦	肝	肝、胆	中焦
离（火）	心	心、小肠	心、小肠	心	心、小肠	心、小肠
坤（土）	命门	脾、胃	脾、胃	脾、胃	脾、胃	脾、胃
兑（泽）	脾、胃	下焦	肾、下焦	膀胱	三焦	下焦

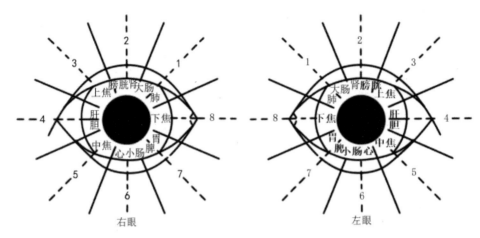

图5-10　眼穴分区

2.观眼诊病，治眼调体

观眼诊病是历史悠久、独具特色的一种诊法，其方法简单，具有无创伤、无不良反应、诊断准确及预测疾病的特点，是中医诊断学的重要组成部分。中医学自古以来就非常重视观眼诊病，早在《黄帝内经》中就指出，"因视目之五色，以知五脏而决生死"，充分肯定了观眼诊病的意义。如无大病重病，人眼白睛青白洁净，无异常脉络。若有疾病发生，与相关脏腑对应区域中的脉络发生形、色改变。观眼诊病诊断中风的符合率达96.3%，头痛达84%，眩晕达94.8%，痹证达90.5%，不孕达92.8%，郁证达97.1%，胃痛达84.8%，肝炎达90%，且诊断迅速。

眼针疗法常用于治疗脑血管疾病、疼痛性病症、炎症性病症、功能紊乱性病症等，按照循经取穴、看眼取穴、病位取穴原则分别进行取穴。确诊病属于哪一经即取哪一经区穴位，或同时对症取几个经区；或据观眼识病哪个经区络脉的形状、颜色最明显即取哪一经区穴；或按上、中、下三焦划分的界限，病在哪里即针所属上、中、下哪个区。例如头痛项强、不能举臂、胸痛等均针上焦区；胃痛、胀满、胁痛等针中焦区；脐水平以下，小腹、腰臀及下肢，生殖、泌尿系统疾病均针下焦区。

眼针进针要稳、准、快。一手持针，另一手按住眼睑，把眼睑紧压在手指下面，右手拇食二指持针迅速准确刺入。在眶外的穴位均距离眼眶2 mm，眶上四穴在眉毛下际，眶下四穴与眼睑相接，如不把眼睑按在手指下边而且按紧就有皮下出血的可能。

三、耳针——全息之美

耳针是使用毫针针刺或其他方法刺激耳郭穴位以预防或诊治疾病的一种方法，又称耳疗法、耳穴疗法、耳针学、耳医学、耳穴诊治学，是微针系统的重要组成部分。

耳与经络密切相关。1973年，湖南长沙马王堆汉墓出土的《足臂十一脉灸经》和《阴阳十一脉灸经》中记载与上肢、眼、颊、咽喉相联系的"耳脉"，是最早关于耳穴定位及诊治疾病的记载。《黄帝内经》不仅将耳脉发展成为手少阳三焦经，而且对耳与经脉、经别、经筋等的关系进行了比较详细的论述。如《灵枢·邪气脏腑病形》云："十二经脉，三百六十五络，其气血皆上于面而走空窍，其精阳气上走于目而为睛，其别气走于耳而为听。"《医学真经》曰："十二经脉，上终于耳，其阴阳诸经，适有交并。"《丹溪心法》曰："盖十二经络，上络于耳"，"耳为诸宗脉客所附。"《类经图翼》曰："手足三阴三阳之脉皆入耳中。"

耳与脏腑的生理、病理也有密切联系。《素问·金匮真言论》载："南方赤色，入通于心，开窍于耳，藏精于心。"《难经·四十难》云："肺主声，令耳闻声。"《千金方》载："心气通于舌，非窍也，其通于窍者，寄见于耳，荣华于耳。"《证治准绳》载："肾为耳窍之主、心为耳窍之客。"《杂病源流犀烛》载："肺主气，一身之气贯于耳。"这些论述均说明耳与脏腑密切相关。至清代，张振鋆在周于蕃的《小儿推拿秘诀》基础上编写了《厘正按摩要术》，指出"耳珠属肾，耳轮属脾，耳上轮属心，耳皮肉属肺，耳背玉楼属肝"等耳穴与五脏分属的生理联系，并详细记载了如何利用耳郭诊病，其附有的耳背穴位图是世界上首次印载的耳穴图（图5-11）。

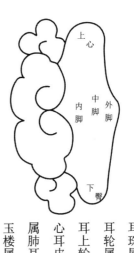

图5-11　《厘正按摩要术》耳背图

20世纪50年代，法国医学家 Paul Nogie 发表类似倒置胚胎的耳穴图，图上记载有42个耳穴。后我国学者叶肖鳞发表了 Paul Nogie 的发现，指出"外耳并非单纯为一弯曲软骨，它与内脏存在密切关系，内脏患病时在耳郭上有相应的反应出现"。该观点对国内外学者探索耳穴规律具有很大的启发作用，无论是国外 Paul Nogie 等学者提出的耳穴系统，还是我国传统的耳穴系统，虽然由于理论基础的不同而存在一定差异，但都符合全息反射学说指导的耳郭穴位分布全息律、耳郭经络全息律和耳郭全息对称律。

1.耳针的学术流派

目前，耳针流派的划分标准尚未统一，按照其基础理论、取穴部位、施术方法等，不同流派特色等将其分类如下（见表5-5）。

表5-5　不同耳针流派理论基础及针刺手法、部位比较

流派	法国诺吉尔耳针派（黄氏耳针派）	轩辕耳针派	尉迟氏耳针派	国家标准2008
代表人物	黄丽春	田忆芳	尉迟静	
理论基础	以神经及神经体液学说为理论基础	以经络理论、拨法理论为基础	以中西医结合的耳经络理论为基础	经络脏腑学说、神经体液学说、全息反射学说
取穴部位	多为耳郭正面	耳郭正面与背面；据病情或病变所在经络取同侧/对侧/两侧	耳郭正面与背面，提倡背面；同侧为主，两侧同用增强疗效	耳郭正面与背面
针刺深度	皮下/刺透软骨不刺透对侧皮肤	穿入软骨但不透过对侧皮肤为度	皮下	0.1～0.3 cm以不透过对侧皮肤为度
留针时间	≥30 min，60 min为宜，亦可延长至10余小时	25～30 min，期间可捻针1次	埋针、留针时间不超过3 d	15～30 min
优势病种	对疼痛性疾病的治疗效果最好	擅长治疗慢性阻塞性肺疾病	对心脑血管疾病研究颇多	疼痛、炎症性疾病、功能紊乱性疾病、过敏与变态反应疾病、内分泌代谢性疾病
取穴差异（以偏头痛为例）	以神门、皮质下为主穴，配以颞、胆、交感、外耳，以毫针针刺与耳尖放血法为主	以心经、胆经、三焦络脉为主穴，配以阳维、阳跷、胃经，采用耳毫针法治疗	以太阳、颞叶、肾上腺、丘脑为主，采用钢珠压穴或埋针法	颞、皮质下、神门、交感等压丸或毫针

2.常用耳穴刺激方法

（1）耳穴毫针法

医者一手固定耳郭，另一手拇、食、中指持针刺入耳穴。针刺方向视耳穴所在部位灵活掌握，针刺深度宜0.1～0.3 cm，以不穿透对侧皮肤为度。针刺手法与留针

时间应视患者的病情、体质及耐受度综合考虑。留针15～30 min，留针期间宜间断行针1～2次，出针时一手固定耳郭，另一手将针拔出，应用无菌干棉球或棉签按压针孔（图5-12）。

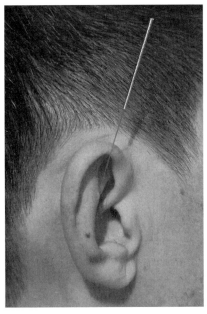

图5-12　耳穴毫针刺激

（2）耳穴压丸法

医者一手固定耳郭，另一手用镊子夹取耳穴压丸贴片贴压耳穴并适度按揉，根据病情，嘱患者定时按揉，留置2～4 d（图5-13）。

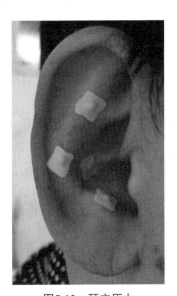

图5-13　耳穴压丸

（3）耳穴埋针法

医者一手固定耳郭，消毒埋针部位后，另一手用镊子或止血钳夹住揿针针柄刺入耳穴，用医用胶布固定并适度按压，根据病情嘱患者按时按压，宜留置1～3 d后取出。（图5-14）。

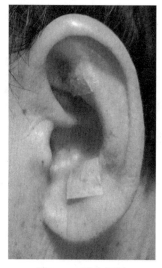

图5-14　耳穴埋针

（4）耳穴刺血法

刺血前宜按摩耳郭使所刺部位充血。医者一手固定耳郭，并消毒刺血部位，另一手持针点刺耳穴，挤压使之适量出血，施术后以无菌干棉球或棉签压迫止血（图5-15）。

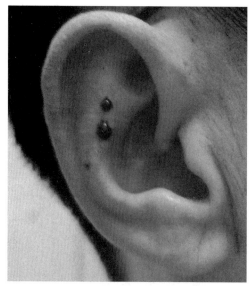

图5-15　耳穴刺血疗法

四、手针——灵动之美

手针疗法是微针系统的重要组成部分，是针刺手部一些特定的穴位以治疗全身疾病的一种疗法。

1.手针疗法的理论基础

手针疗法虽然是一种新型疗法，但是也有其理论基础。

（1）手针疗法与全息、取象比类方法相关。张颖清教授创立的全息胚学说认为，人体每一相对独立的部分的穴位分布和全身对应穴位的分布一致，穴位的排布像整体在这一部位的成比例缩放。这一部分的整体缩影，包含了整体的全部生理、病理功能信息。因此，把内部器官缩影投射于手上，通过刺激相应的反应区，可以对相应的脏腑经络进行调节，从而起到调理气血、治疗疾病的目的。人体所有脏腑、组织、器官一一反射在人体的双手部。运用手针疗法，对手部的特定穴位进行针刺，有助于激发经气，调节各脏腑经络的生理功能，从而起到治疗全身疾病的目的。

（2）手针疗法与传统的经络系统相关。《黄帝内经》曰："夫四末阴阳之会者，此气之大络也。"手为人体上肢末端，为三阴三阳经络气血交接网络的部位。《黄帝内经》中还有手穴治疗疾病的相关记载，如《灵枢·热病》曰："喉痹舌卷，口中干，烦心心痛，臂内廉痛，不可及头，取手小指、次指爪甲下，去端如韭叶。"唐代孙思邈的《千金方》中记载了采用放血的方法针刺"十指头"即现在的"十宣穴"；薛己应用经络远端针砭放血疗法，针刺手部腧穴治疗咽喉肿痛。手针疗法是以传统的经络学为基础，在长期的医疗实践中总结出来的新型疗法。针刺手部穴位能很好地调节人体经气，调节脏腑功能。

（3）手针疗法与现代医学相吻合。从神经系统的功能来看，肢体远端是肢体功能最灵活、感觉最敏锐的部位，其神经反射调节或神经体液调节机体各种功能活动就愈活跃和广泛，所以疗效必然高。手不仅能接纳外部的信息，传输到大脑，完成身体的活动，手的活动也能对大脑的皮质功能产生影响。所以，对手部进行刺激可以调节大脑的皮质功能，从而较快地调节生理机能和体内的防御系统。

2.手针疗法的流派

20世纪60年代初，手针作为一种专门的疗法问世，成为微针疗法的重要组成部分。20世纪70年代，在张颖清教授全息律的影响下，各地的医务工作者在此基础上结合自己的临床实践，提出许多新的见解，促进了手针疗法在临床中的应用，手针疗法得到了进一步的发展（见表5-6）。

（1）方氏手象针派（图5-16~图5-19）

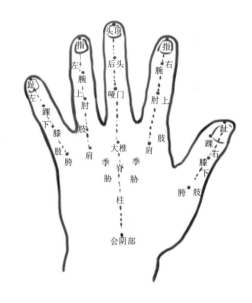

图5-16　方氏左手背面"伏象"部位示意图

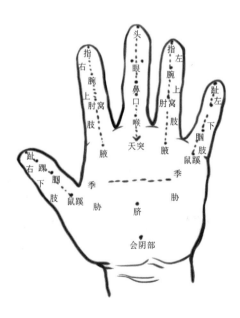

图5-17　方氏左手掌面"伏脏"部位示意图

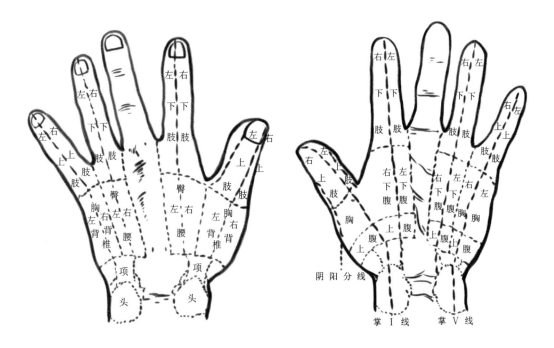

图5-18　方氏左手背面和左手掌面"桡倒脏""尺倒脏"部位示意图

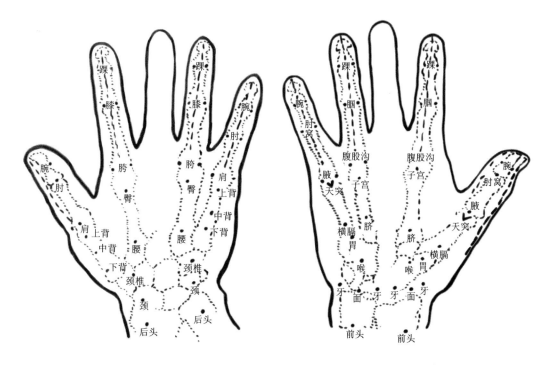

图5-19　方氏右手背面和右手掌面"桡倒脏""尺倒脏"部位示意图

相应取穴：根据人体病变发生的部位，在手象针"脏""象"缩形区域相应部位上取穴治疗，相当于传统针灸的"阿是"取穴法，如腰部有病取手伏象，或尺桡倒象的腰部。

仿体取穴：是模仿传统体针的多种取穴方法，在手象针"脏""象"部位上按手微经络的运行和分布，精细运动、集中施治的特殊方法，如少腹疼痛，可以针刺"手伏脏"相应腹痛部位，还可以循经取下肢的"三阴交"部位。

同侧取穴：包含两个方面的内容，一是哪一侧有病，就在哪一侧的手部选穴治疗；二是在"脏""象"部位的相应病侧上选穴，如左侧肢体有病，取左手伏象或右手伏象的左侧肢体相应的区域。

对侧取穴：包含两方面的内容，一是在患病对侧手部选穴治疗；二是在手"脏""象"部位的相应病侧上交叉取穴。

（2）泰铭手针派

是通过针刺手部穴位，配合其他相应的腧穴和压痛点（阿是穴）来治疗全身疾病的手针法。它是以传统的经络学说为基础，吸收人体全息理论的观点，在长期的临床实践中总结出来的。针刺点十分有条理而规律地分布于手部，手部与整体间相互关联（图5-20）。

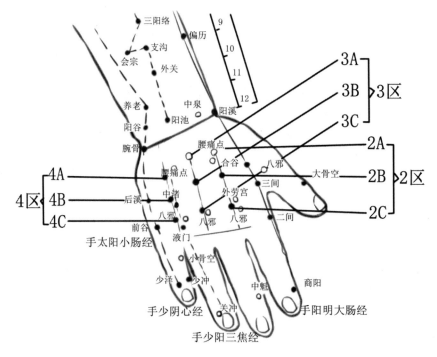

图5-20 泰铭手针手背部特定穴

（3）小六合针法

小六合针法又称葛氏掌针法，由葛钦甫先生所创。其以易经、太极、八卦等理论为基础，运用天人相应、掌气相通的易医学理论，结合传统中医经络腧穴理论和现代新的医学理论，以"四通八法交汇效应"为机制，通过针刺手掌布卦来调节脏腑阴阳（图5-21）。

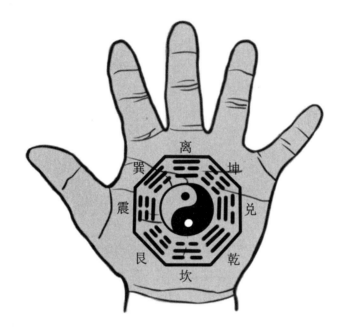

图5-21　小六合针法手掌八卦图

治疗针：针刺内八卦为治疗针。太极六合针法治疗的第一步是先在内八卦范围布针。

引导针：针刺中八卦为引导针。按针刺内八卦针尖循行的朝向在距神阙中心点约1.5寸以外4寸以内的中八卦范围布针，针尖的朝向在多数情况下与内八卦相一致。

经气叠加作用：从内八卦激发的经气到达中八卦后，会起到一个撞击作用，与针刺中八卦后激发的经气合为一处，其能量产生叠加，因此，加强了向病灶部位传输的信息效应。

全息共振效应：全息理论认为，每个全息元乃至每个细胞都有自己的场，这些场都有自己的频率，其发挥作用，很大程度上是这些相关的穴位的场频率相同或者相似，针刺这些穴位，发挥全息共振效应来调整发生疾病的部位或器官的紊乱，达到治疗疾病的目的。

表5-6 手针不同流派比较

流派	代表人物	全息像	针刺角度	针刺层次	留针时间	优势病种	取穴（以前额头痛为例）
方氏手象针派	方云鹏	人体腹面的刺激点都分布在手的掌面；而人体背面的刺激点则分布于手的背面。手上存在3个人体缩影、反应穴区和针刺调系统	直刺、斜刺、平刺	从皮至骨均可	20～30 min	手伏象、桡倒象、尺倒象系统，主治神经系统、血管系统和运动系统疾病，手伏脏、桡倒脏、尺倒脏主治皮肤疼痛、冷痛、麻木、瘙痒等以及内脏疾病	取手伏脏"额穴"（中指掌面指端），桡倒脏的"前头穴"（掌面桡侧骨尖上）
人胚胎手针派	袁其伦	以人胚胎约2个月的模样为全息象	直刺	刺至肌肉	1 min	治疗第9胸椎节段以上的相应器官或组织病证为主	以"头穴"（拇指第二指关节前1/3部分）针刺为主
小六合手针派	葛钦甫	以八卦为全息象	直刺、斜刺、平刺	刺至表皮和肌肉，以刺至肌肉层为主	15～20 min	主治各种急性运动性损伤和急性痛证	以"乾卦"（在手掌尺侧，当第五掌骨基底与钩骨之间，赤白肉际处）为主
泰铭手针派	张泽全	多维全息理论			15～30 min	以痛证和急性病证为主	以1区 B穴（手背部，第一二掌骨间，在掌骨近侧端腕掌关节至掌骨远端掌指关节分，骨远端指关节之间5等分，上2/5处）、2区A穴（在手部，第二三掌骨间，在掌骨近侧端腕掌关节至掌骨远端掌指关节之间3等分，上1/3处）为主
王氏手经图派	王新明	第二、四指代表人体上肢；第一、五指代表人体下肢；中指代表人体头颈；手背代表人体腰；手掌代表人体胸腹（图5-22）	斜刺或平刺		30 min	肌肉损伤引起运动障碍、肢体关节急性疼痛	以"头额"（中指第三指关节）为主

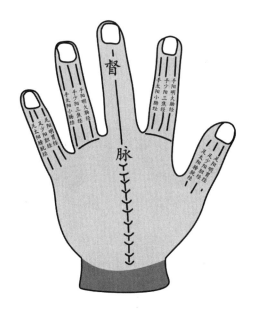

图5-22　王氏手经图派穴位定位图

五、锁骨针法——太极之美

锁骨针法是一种运用毫针或其他针具在锁骨上的特定部位进行刺激以达到治疗全身各部位疾病的治疗方法，也是用于诊断全身疾病的方法。

太极阴阳鱼图中的类"S"形阴阳分割线既是太极分出阴阳两仪之处，又为阴阳两仪运动、缠绕的中心轴，运动促使了阴阳二气的交感合和，进而生新，正是阴阳运动不止，变化无穷最直观、最好的体现（图 5-23）。

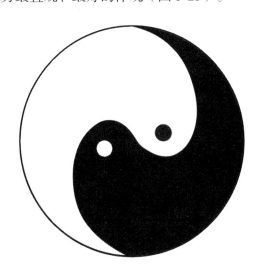

图5-23　太极图

锁骨呈类"S"形，位于人体颈胸交界处，参与形成肩关节，在肩关节和上肢运动中起支点作用，有调节上肢运动，增加肩关节运动范围的功能。锁骨上缘为阳，下缘为阴，外侧端为阳，内侧端为阴，恰似一个阴阳鱼太极图，人体阴阳之气围绕类"S"形锁骨做升降运动（图5-24）。

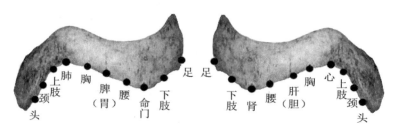

图5-24　锁骨针常用穴位定位

锁骨作为人体的相对独立的部分，与整体来源于同一个受精卵细胞，且含有相同的遗传物质，故锁骨为人体的一个全息元。它形似横置的"S"形，其自然的生理曲度与人体的脊柱的生理弯曲相像，状似趴着的人形，头部在外，足部在内，因此，锁骨肩峰端与头部、上肢对应，锁骨体与腹、背对应，锁骨胸骨端与下肢、足部对应，锁骨上对应脊柱而属阳，锁骨下对应脏腑而属阴。因其特别的分布规律，可通过观察和刺激锁骨上的反应点，诊断治疗疾病，使机体得到调整，从而纠正机体阴阳、气血的偏盛偏衰，使机体达到平衡状态而恢复健康。

表5-7　锁骨针操作方法

锁骨针	操作方法
体位	坐位或仰卧位
针具	26～28号1寸毫针进行针刺
取穴部位	左侧锁骨上的穴位分别为：头穴、心穴、肝胆穴、肾穴、足穴；右侧锁骨上的穴位分别是：头穴、肺穴、脾胃穴、命门穴、足穴。同侧穴位可以诊疗同侧疾病
针刺深度	针刺0.5寸左右，沿锁骨下刺入锁骨侧，达到皮下，使针尖抵住锁骨
针刺方向	向外斜刺或向内斜刺
留针时间	30 min
优势病种	可用于治疗全身疾病，如头颈部疾病、胸腹部疾病、腰部及下肢疾病等。但在治疗上肢、下肢及腰部疼痛或活动不利等疾病时，多采取留针的同时配合运动等疗法，促使组织活动改善组织功能而加快组织修复，缩短治疗时间

微针系统疗法经过几十年的发展，现今已成为整个针灸学的重要组成部分，但同时也显露出许多问题和矛盾，阻碍其进一步发展。如耳穴的定位目前除了国家

标准及国际标准，国外尚有不同的耳穴体系应用；头针除了目前颁行的相关国家标准，更有方云鹏的"伏像"和"伏脏"学说、汤颂延的头部阴阳分区法、刘炳权八卦头针及日本山元敏胜新头针等；眼针除了国家标准的八区十三穴，另有郑德良望眼之法，壮医目诊之法，及国外相对完善的眼部虹膜分区诊断法等；手部的手针和手诊更是流派众多。同一微针治疗部位，却有两种及以上不同的穴位及理论体系，另外，某一固定的穴区（穴点），在不同的穴位体系中有不同的治疗靶向性，如目内眦稍上方的睛明穴在传统经穴体系中以治疗眼部疾患为主，在眼针中则对应于肺和大肠，在鼻针中则对应于胸和乳等。这些极易使临床操作者产生迷惑。不能解决众多流派之间的理论矛盾及疑惑，无疑会从根本上影响微针体系的长远发展。

在现有不同微针疗法国家标准的基础上，对比分析各个微针体系、流派立论的异同，挖掘其中的本质内涵和规律，是现在微针系统诊疗法研究中亟待进一步解决的问题。因此，避免各自独立摸索，打破同一微针部位疗法不同流派间的壁垒，促进不同流派间的进一步交流，通过交流，对比异同，取长补短，正本清源，然后进一步验证于临床，会显著促进不同微针疗法理论的发展及升华。如能总结出内涵或规律，将极大地促进整个微针疗法的发展。

学习小结

本章详细讲述了头针、眼针、耳针、手针、锁骨针的源流、特色、流派及临床应用，让学生欣赏到百花齐放、百家争鸣的微针疗法之美，培养同学们学习微针疗法的兴趣与对中国传统医学的认同感。

本章思考题

1.谈一谈你对微针疗法发展的建议。
2.谈一谈你对全息美学的认识。

第六章 大美针灸入非遗

本章导读

　　本章围绕针灸入选"人类非物质文化遗产代表作名录"这一重大事件，回顾了针灸入选非遗的过程，解读针灸入选非遗的重大意义，展示了针灸入选非遗之后的成就。通过学习，使学生能够从文化的角度认识针灸的文化之美，从精湛技艺传承的角度认识传承之美，从针灸国际化重大事件中体会针灸普惠全球民众的传播、推广之美，明确针灸当前在国际文化交流过程中的重要作用，由此树立学生专业自信、中华文化自信。

第一节 精湛技艺，入选非遗

　　中医针灸是中国人民以"天人合一"的整体观为基础，以经络腧穴理论为指导，运用针具与艾叶等主要工具和材料，通过刺入或熏灼身体特定部位，以调节人体平衡状态而达到保健和治疗作用的传统知识与实践。作为凝聚着中华民族智慧和创造力的独特文化表现形式，中医针灸稳定的实践频率以及历代延续的完整知识体系，为保障人民群众的生命健康发挥着重要作用，并成为中国重要的文化认同符号。从2006年起，针灸开始了非物质文化遗产的申报和保护工作（简称"申遗"）。2010年11月16日，联合国教科文组织保护非物质文化遗产政府间委员会第五次会议在内罗毕审议并通过将中国的申报项目"中医针灸"列入"人类非物质文化遗产代表作名录"。

一、中医针灸的文化属性

　　非物质文化遗产是文化的重要组成部分和文化的根本源头，是人类文明的结晶和最宝贵的共同财富，是人类社会得以延续的文化命脉。中医药是中国非物质文遗产中十分重要和最具特色的部分，成为服务于生命健康的宝贵资源。针灸是其中的重要组成部分，其包含的文化精髓和诊疗技术为民众所耳熟能详。

1.中医针灸丰富并承载了中华文化

中华文明亦称华夏文明，是世界上最古老的文明之一，是世界唯一没有中断的文明，从黄帝时代开始，至今最少也有五千年之久。有学者指出，中华民族有"三十万年的民族根系、一万年的文明史、五千年的国家史"。绵延历史长河，中华民族曾创造过饮誉世界的优秀传统文化，其中就包括了至今仍屹立于世界医学之林的中医药学。作为其中重要组成部分的针灸学更是在中华民族传统文化的土壤中萌芽、成长的，在发展过程中，中医针灸不断地汲取当时多学科的知识滋养，同时又融入了中华民族优秀传统文化的血脉，成为传统文化中不可分割的一个组成部分，是一门兼备人文与自然科学双重属性的医学。可以说，没有中国传统文化，就没有现有形态的中医针灸。

2.中医针灸是非物质文化遗产的典型代表

人类曾经拥有的文明成果、生存环境、宝贵的经济资源、文明和文化意识，均是人类进化发展过程中形成的文化遗产，文化遗产是不可再生的珍贵资源。国际社会对历史文化遗产的认识经历了一个很长的过程，由城市建筑到城市历史保护区，由文化遗产到自然遗产，由物质文化遗产到非物质文化遗产，在此基础上，形成了科学、全面的历史文化遗产概念。根据联合国教科文组织通过的《保护非物质文化遗产公约》中的定义："非物质文化遗产指被各群体、团体，有时为个人所视为其文化遗产的各种实践、表演、表现形式、知识体系和技能及其有关的工具、实物、工艺品和文化场所。"非物质文化遗产是确定文化特性、激发创造力和保护文化多样性的重要因素，在不同文化相互包容、协调中起着至关重要的作用。

中国是一个多民族的国家，悠久的历史和灿烂的古代文明为中华民族留下了极其丰富的文化遗产。植根于中华民族传统文化土壤而产生的中国传统医药，世代传承，历史悠久。在现代医学之前，很多文明古国都有自己的传统医学，例如，中国的中医药、印度的寿命吠陀医学、希腊和阿拉伯的优那尼医学等。而在当今世界上，大部分国家的传统医学已经衰落，而中国的传统医学在回归自然的大潮流中日趋兴旺，独树一帜，这充分体现了中医药具有强大的生命力。中医药承载并丰富了中华文化，是非物质文化遗产的典型代表。

我国政府历来高度重视文化遗产保护工作，在全社会的共同努力下，文化遗产保护工作取得了显著成效。为进一步加强我国文化遗产保护，继承和弘扬中华民族优秀传统文化，推进社会主义先进文化建设，中国政府2005年颁布《关于加强我国非物质文化遗产保护工作的意见》，2006年出台了《国家非物质文化遗产保护与管理暂行办法》，并决定从2006年起，每年6月的第2个星期六为我国的"文化遗产日"。传统医药列入第一批第九大类国家级"非物质文化遗产名录"至今，已有137项传统医药的代表作入选，其中涉及中医药和针灸的共有86项。

中医针灸成功申遗，是对中国乃中医针灸起源国的确认。中医已经传播到世界各地，据世界针灸联合会（简称世界针联）官方数据显示，截至2019年底，全球202个国家已经有183个国家应用针灸，占比达91%，亚洲和南美洲的所有国家都已经应用针灸。世界针联已有团体会员246个，全世界从事针灸工作的医生约有40万人。中医针灸申遗的成功，向世界表明，中医针灸是一个整体，中医和针灸不可分割。

二、中医针灸"申遗"大事记

国家中医药管理局在2006年成立了中医药申报世界非物质文化遗产委员会、专家组、办公室，组织开展中医药非物质文化遗产保护的研究和申报工作。

2006年6月，由中国针灸学会和中国中医科学院针灸研究所联合申报的针灸被列入第一批国家级非物质文化遗产名录。时任中国针灸学会会长的李维衡和中国中医研究所的朱兵、杨金生等组织调研，确立了"针灸"非遗内容包括：经络学说、腧穴理论、子午流注、毫针刺法、艾灸、刮痧、拔罐、气功。这为中医针灸申报"人类非物质文化遗产代表作名录"创造了良好的条件。

2008年9月将"中医"向联合国教科文组织申报"人类非物质文化遗产代表作名录"定名为"中医生命疾病认知与实践"。但是由于规则所限，如果按照联合国教科文组织的要求，200字的定义，1000字的说明极难将传承五千余年，博大精深的中医药描述清楚。因此，非物质文化遗产保护政府间委员会附属机构评审的决议为"中医是一个传承群体不明确的非物质文化遗产项目，定义描述不清楚，以至于保护措施的针对性不强"，建议重新申报。

2009年10月，我国常驻联合国教科文组织代表团和原文化部外联局等部门反馈信息，建议中医申报项目"收窄申报的内容和范围，只将中医最主要的部分和精华进行申报"。因此，在中医药中选取了大家熟知、国际认知度较高的针灸项目进行申报，定义为"中医针灸"，作为对原申报中医文本的修订和补充，以便申请列入2010年代表作名录。申报的主要内容为传统针灸，故定名"中医针灸"，翻译为

"Acupuncture and Moxibustion of Traditional Chinese Medicine"。

2009年11月27日，经过国家中医药管理局、中国中医科学院针灸研究所、中国针灸学会、中国艺术研究院、中国非物质文化遗产保护中心、原文化部外联局、中央电视台、河北中医学院、上海中医药大学、南京中医药大学等单位多位专家三十多次各种形式的讨论会和征求意见会，"中医针灸"申遗项目完成了与申报有关的中文版、英文版、法文版的文本、代表性图片及三种语言电视宣传片的制作，成功递交至联合国教科文组织非物质文化遗产处。

2010年5月，"中医针灸"通过联合国教科文非物质文化遗产处附属机构评审。

2010年11月16日，联合国教科文组织保护非物质文化遗产政府间委员会第五次会议审议通过，"中医针灸"通过审议，被正式列入"人类非物质文化遗产代表作名录"。

这项工作历时近4年，从申报中医开始，到中医针灸成功申遗，凝聚着所有参与者的心血，圆了中医人的梦想。而将中医针灸列入"人类非物质文化遗产代表作名录"，有助于提高中医针灸的共享度，为更多的民众服务。

第二节　普惠全球，以应四海

中医针灸申遗成功，带给中医事业的是机遇和挑战，带给中医人的是压力和责任。中医针灸要能被更多国家和民众理解接受，需要一个合适的载体，需要讲究"文化相融"的一些技巧。当我们希望把自己的好东西输出，渴望得到更大范围的文化包容、价值认同时，找到最易交流的点、最能认同的面、最有说服力的事，才可能让门越开越大。了解、认识是第一步，互相包容、彼此尊重是第二步，然后才谈得上认同、欣赏乃至合作。

一、开放共享，"针灸铜人"华丽亮相

2017年1月18日，国家主席习近平在日内瓦访问了世界卫生组织并会见陈冯富珍总干事。习近平和陈冯富珍共同出席中国向世界卫生组织赠送针灸铜人雕塑仪式，并为针灸铜人揭幕。

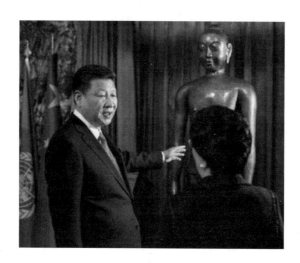

图6-1 习近平总书记向世界卫生组织赠送针灸铜人雕塑

这个浑身布满穴位的"青铜侠"雕塑，顿时吸引了世界的目光。一时间，针灸铜人成了"名人"。

针灸铜人及释解图经，是中国乃至世界上首次由政府颁布的针灸标准。它所承载的最具中国特色的针灸治疗方法，国际认可度最高，一直被视为中医药走向国际的名片。放眼世界，中华民族博大精深的优秀文化让我们每一个中国人都无比自信。但如何把这种"自信"转化为"相互欣赏""相互信任"，恐怕还需要找到更多如针灸铜人一样"看得见摸得着"的载体，从感性认知开始，求得理性认同。

在由中国中医研究院针灸研究所主办的"从国礼针灸铜人看中医针灸国际推进媒体座谈会"上，世界针灸学会联合会主席、中国针灸学会会长刘保延指出："将针灸铜人作为国礼送给世卫组织，这也寓意着把中华文明的智慧送给全球。"

在中医针灸申遗成功的第7个年头，选择针灸铜人作为国礼赠送给世界卫生组织，具有十分重要的意义，针灸铜人既能代表中国的形象，又是标准化的模具，而且具备一定的文化属性，选择这个礼物赠送给世卫组织能起到很好的推广作用，传递的是中医药走向世界之深意。正如习近平主席在赠送针灸铜人雕塑仪式上的致辞中指出："我们要继承好、发展好、利用好传统医学，用开放包容的心态促进传统医学和现代医学更好融合。中国期待世界卫生组织为推动传统医学振兴发展发挥更大作用，为促进人类健康、改善全球卫生治理作出更大贡献，实现人人享有健康的美好愿景。"习近平主席的致辞，为传统医学发展指明了方向，提供了依据。作为中医人，我们也期待与世界卫生组织一道，为推动传统医学振兴发展发挥更大作用，为全球卫生治理提供"中国处方"，实现人人享有健康的美好愿景。

二、四海承风，中医针灸走向世界

中医针灸作为中国优秀文化的杰出代表，正在成为中国文化走向世界的"名片"和"使者"。中医针灸的普及率日益提高，越来越多的人开始认识针灸，接受针灸，中医针灸正逐步走向世界，已成为"世界针灸"。而2013年"世界针灸周"的确立，为针灸在世界上更广泛地传播和应用奠定了更加坚实的基础。

1. 世界针灸周

早在2011年9月，韩国大韩针灸师协会首次提议将世界针灸联合会成立的日期11月22日，设立为"世界针灸日"，该提案于同年11月在巴西圣保罗世界针联第七届执委会第三次会议上讨论通过。

2012年11月，在印尼万隆世界针联第七届执委会第四次会议上，中国针灸学会提议将"中医针灸"正式入选"人类非物质文化遗产代表作名录"的日期11月16日与世界针灸学会联合会成立的日期11月22日同时庆祝。

2013年11月1日，在澳大利亚悉尼世界针联第八届会员大会上与会代表正式达成共识，通过了将"世界针灸日"发展为"世界针灸周"的提案，暨每年11月16日至22日为"世界针灸周"，在此期间，各团体会员、针灸组织和针灸工作者，可以组织学术交流、义诊咨询、讲座展览等一系列纪念活动，促进中医针灸的传承和发展。"世界针灸周"的确立，是中医针灸走出国门，融入西方主流医学的第一步。

截至目前，世界针联已经先后举办了7次"世界针灸周"活动，每届活动都有世界各地的针灸工作者积极参与。

2020年11月，第7个"世界针灸周"恰逢中医针灸申遗十周年，世界针联在海口举办了主题为"中医针灸传承创新，全球抗疫命运与共"的交流大会。会议采用线上、线下相结合的形式，围绕大会主题，依托区块链等数字技术，整合国内外中医药针灸学术科研、教育临床、法律法规、技术标准、服务贸易项目信息等，打造中医药针灸产学研及服务贸易交流展示平台。会议期间还举办了会前培训、专题论坛、展览展示等，两院院士、国医大师、中医针灸非遗传承人、知名中医针灸专家就中医针灸界学术热点问题在大会上做主题报告。"世界针灸周"期间，全国各地针灸学会、医疗机构、针灸医生也开展了许多形式多样，内容丰富的活动。

2. 风靡世界的"中国印"

从当年尼克松访华引发美国针灸热，到英国王室政要推崇针灸等传统技能，中医针灸在"走出去"的同时，已经逐步实现了"融进去"，并以其疗效显著，经济便捷等特点为世界各国人民所接受，越来越多外国人接受并欢迎中医针灸，视其为世界传统医学的瑰宝。

让我们一起聚焦2016年里约奥运会，在奥运赛场上，"飞鱼"菲尔普斯在引爆里约泳池的同时，他身上神秘的一圈圈黑紫印让外国人特别疑惑，可中国人看着十分亲切，这不就是我们传统拔罐留下的印子嘛。

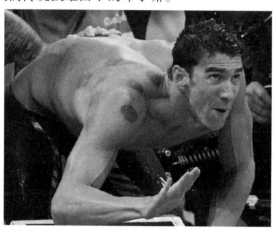

图6-2　里约奥运赛场上的"飞鱼"菲尔普斯

拔罐印不再是中国运动员独家"秘籍"，很多外国运动员也发现了这一古老的中国疗法的独特魅力，纷纷变成拔罐的"粉丝"。除了菲尔普斯，美国体操队、白俄罗斯游泳选手桑科维奇等都选择拔罐作为训练比赛恢复的一种手段。那紫黑的火罐印，受到中外媒体的热捧，被昵称为"中国印"，拔罐也成了外国记者争相了解的神秘东方医疗手段。即使是NBA球员，也十分钟爱"中国式疗法"，针灸和拔火罐已成常规操作。

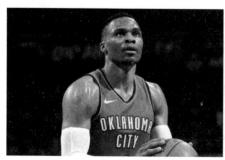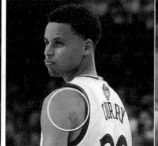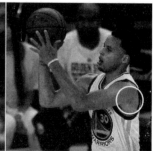

图6-3　NBA球员的"中国式疗法"：维斯布鲁克和库里

3．"以针带药"，推动中医药走进"一带一路"

针灸在世界传播最早，辐射国家最广，也最具代表性。要充分发挥中医针灸易推广的优势，贯彻落实好中医药走出去"六先六后"战略要求，即先内后外、以外促内，先文后理，先非（即非药物疗法）后药，先易后难，先点后面，先民后"官"、以民促"官"。积极推动针灸、推拿、按摩等非药物疗法先走出去，从而"以针带药"带动中医药全面走向世界，更好地服务于国家"一带一路"倡议，更好地光大和弘扬中华民族的优秀文化，更好地造福全人类的健康福祉。

截至2019年底，围绕"一带一路"建设，中医药通过政府不断推进，已经在中医药海外中心、国际合作基地、国际标准体系建设和中医药国际文化传播等方面取得了累累硕果。

（1）坚持高位推动

中医药建设取得的成果离不开国家政策的引领，离不开国家政府的高位推动。

2017年，我国政府又与世卫组织签订"一带一路"卫生领域合作谅解备忘录等协议。

2018年世界针联向全球发布《2018巴黎宣言——携手共创人类健康共同体》，号召世界针联全体会员和世界针灸界，努力传播中医针灸、发展中医针灸、使用中医针灸，为携手共创人类健康共同体作出新的贡献。

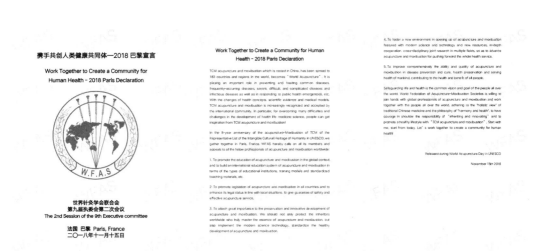

图6-4　《2018巴黎宣言——携手共创人类健康共同体》

习近平主席曾在上合组织成员国元首理事会会议等28场国际活动中宣介中医药。在政府的积极推动下，中医药先后纳入中白、中捷、中匈联合声明，《中国对非洲政策文件》等。

截至2019年，国家中医药管理局已同四十余个外国政府、地区主管机构签署了专门的中医药合作协议。

（2）强化标准引领

针灸被誉为"中医里精华的精华"，在高位推动过程中，必须规范地有效地使用针灸，而规范的核心就是标准。在"一带一路"建设过程中，中医药国际标准体系建设成绩斐然。

首先是推动世界卫生组织国际疾病分类第11版（ICD-11）增设"传统医学"章节，中医药历史性地纳入国际主流医学统计体系。

其次是主导国际标准化组织成立中医药技术委员会（ISO/TC249），秘书处设在中国，中国科学家首次担任主席。

经我国主导的中医药标准发布后，煎药机国际标准制定企业每年贸易额增长15.2%，四诊设备国际标准制定单位产品的使用单位从2014年的500余家，增长到2016年底的2 000余家。到2017年，我国在中医药方面的国家标准目前有30多项，其中28项是针灸的标准，针灸的国家标准占整个中医药国家标准的85%以上。

（3）促进民心相通

高位推动和政策标准的引领下，真正享受到针灸实实在在疗效的是世界人民。自2014年起，世界针联推出"一带一路"中医药针灸风采行系列活动，该活动是世界针联主办的品牌活动之一。在中国国家中医药管理局、中国中医科学院、中国驻外使领馆、中国科学技术协会以及当地政府和卫生部门的支持下，世界针联充分利用国际组织平台优势，凝聚各地团体会员以及医疗、教育、文化等多方力量，开展高端会晤、学术交流、教育培训、义诊讲座和展览展示等活动，为中外各国传统医学领域合作搭桥梁、为中医针灸学术繁荣助推力、为"一带一路"沿线人民送健康。目前，"中医针灸风采行"已走入"一带一路"35个国家和地区。

惠及人民的同时，中医孔子学院作为推广和传播中医药文化的平台应运而生，截至2019年底，全球设立中医孔子学院7所，亚洲、欧洲各2所，非洲、美洲、大洋洲各1所；独立课堂2个，下设课堂23个。华北理工大学2015年在匈牙利佩奇大学成立中医孔子学院，致力于中医和中国传统文化传播，人才联合培养、学科建设和国别研究，对在促进地方经济建设和加强对外开放工作方面成绩斐然。中医孔子学院已经成为世界了解中医药的重要平台，为中国人民与世界各国人民增进理解、深化友谊，以及促进多元多彩的世界文明发展作出了重要贡献。

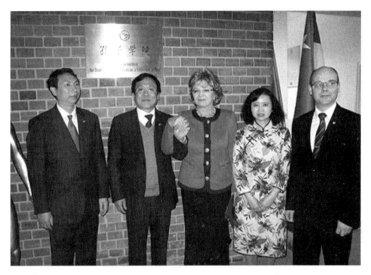

图6-5 匈牙利佩奇大学孔子学院揭牌

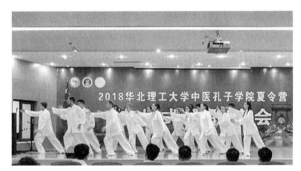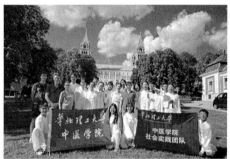

图6-6 中匈双方建立交流互访

为积极响应"一带一路"倡议，探索"一带一路"对中国和沿线国家服务贸易发展带来的重要机遇和助推作用，由世界针灸学会联合会、中国针灸学会、竣腾文化产业（北京）有限公司联合主办的世界中医针灸健康艺术节在京举行，以"中医针灸·健康全球"为主题，通过音乐、戏剧、影视、运动、戏曲、舞蹈、展览、论坛等手段，生动传播中医、中医针灸和传统医学知识，《针艾世界》唱响全球。

（4）促进贸易畅通

中医针灸在惠及全球的同时，为祖国的繁荣发展和对外贸易畅通也带来了不可估量的价值。中医药全面参与中外自贸区谈判，成为国际谈判的重要"进攻利益"，澳大利亚对包括中医师在内的中国特色职业给予每年1 800名配额，新加坡新增承认我国两所中医药大学学历，马尔代夫首次将中医药内容纳入自贸协定承诺表，允许在马合资设立中医医疗机构。

与商务部联合开展中医药服务贸易试点建设，据不完全统计，三年建设期内，19家重点企业（机构）接待境外消费者逾450万人次，服务贸易收入逾10亿人民币。

（5）共享健康资源

中医药在"一带一路"建设中的重要成果还包括国际合作基地的建立，通过国际合作基地的建设，可以让全球人民都能享受到优质的中医药服务。中央财政设立中医药国际合作专项，重点支持30个高质量中医药海外中心和50个高标准中医药国际合作基地的建设工作。

截至2018年12月，在医疗方面海外中心和国内基地累计服务外宾约69.28万人次。

（6）发挥地方优势

在"一带一路"建设过程中，国家中医药管理局引领并指导北京等16个省市制订专门的中医药"一带一路"规划或实施方案。10个省市设立专门的配套资金。13个省市与当地发改、商务等部门建立了联动机制。24个省市与外方签署了中医药"一带一路"合作协议。

以河北省为例，《河北省促进中医药"一带一路"发展的实施意见（2018—2022）》中亦明确指出要促进资源整合，与沿线国家共享中医药服务。其中就包括支持华北理工大学与匈牙利东方国药集团联合建立中欧中医药研究院和华北理工大学国际针灸培训中心项目。

中医药作为民心相通的"健康使者"，已在"一带一路"沿线人民心中生根开花，并结出累累硕果。"一带一路"建设也开辟了中医药事业发展的新版图，激活了中医药发展的新潜力。

三、合作认同，中医助力全球抗疫

新型冠状病毒肺炎疫情发生以来，中国医生积极行动，各级医疗机构、医学院校和学术团体主动作为、积极行动，着力宣传介绍、分享我国抗击疫情经验，特别是中医药针灸在抗击疫情中的应用和作用，用中医药铸就维护世界人民健康的坚实防线。

1.搭建平台，学术团体分享抗疫经验

（1）中西医结合专家在线会诊

世界针联已组织"中国中西医结合专家组同上合组织国家医院新冠肺炎视频诊断会议"等10多次国际线上会诊，中国中西医结合专家连线伊朗、意大利、塔吉克斯坦、亚美尼亚等20多个国家的卫生部门专家、医院负责人和医生，介绍中国中医药防治新冠肺炎经验，了解当地新冠肺炎患者证候，在线给出中医药救治方案。

在2020年3月4日的一场线上会诊中，伊朗医生介绍了一位80岁患者的病例，他高烧不止，伴有严重的咳嗽、胸闷、呼吸困难症状，服用抗病毒药物多天后仍不见好转。中医专家们根据患者症状、CT结果和舌相，开出清热解毒的药方，并加入黄芪等补气药物，配合针灸、拔罐等中国传统方法开展治疗。连续6天治疗后，伊朗传来好消息，老人的症状已得到显著缓解。在中国专家的帮助和指导下，伊朗医生将中医药应用于当地新冠肺炎患者救治，在德黑兰地区就有500多名患者接受了中医药治疗。伊朗卫生部传统和补充医学总干事兼部长顾问山姆斯·阿尔达卡尼教授说道："我感受到中国和伊朗人民是一家。"并且希望两国在传统医学领域能保持长期深入的交流合作。

（2）国际抗疫专家大讲堂

世界针联中英文双语"国际抗疫专家大讲堂"截至2020年6月已经举办29期，60多个国家和地区20多万人次在线听讲，回放、转发、评论人次超百万。讲堂每周2~3次，仝小林、张伯礼、王琦、黄璐琦等近50位两院院士、一线专家以及国际专家开讲，宣传中医药抗疫方案，与海外同道分享中国疫情防控和临床救治的经验。组建国际翻译志愿者团队，将专家讲稿及时翻译成英语、西班牙语、法语等多个语种。通过学习，网友们纷纷表示"这是一个很好的分享抗疫经验的平台"，"通过老师的耐心讲解，我认识到我国的中医有很大的发展，让我们祖国的中医继续发扬！"

（3）中医药疫情防控在线经验交流

世界针联多次连线有需要的法国、西班牙、比利时、波兰、塞尔维亚、菲律宾、澳大利亚、巴西和阿根廷等团体会员，了解各国的疫情防控形势及需求，充分介绍中医药在疫情防控中的积极作用，就新冠肺炎的中药和针灸治疗方案做出具体指导。

2.攻坚克难，中医院校协同制订中国抗疫方案

当前，新型冠状病毒引起的肺炎疫情在全球构成"大流行"，世界各国人民应该携起手来，共同抗击疫情，构建人类健康命运共同体。在中国，中医药积极参与新冠肺炎疫情防治，深度介入、全程救治，在疾病的治疗、预防和康复中发挥了独特的作用。在与疫情斗争过程中，作为中国最早成立的四所中医药高等院校之一，成都中医药大学总结了一套行之有效的"成中医方案"，包括穴位按压、艾灸、耳穴、皮内针、龟形功、八段锦等六种行之有效、简便易学的中医防护方法。除此之外，为将防疫知识尤其是中医学防疫的理念与知识，及时让广大百姓了解、掌握，

成都中医药大学张新渝教授和张虹教授另辟蹊径，通过三字歌的形式，创作了《防疫三字歌》和《中医防疫三字歌》。

由南京中医药大学原校长、国医大师周仲瑛教授团队牵头修订的《江苏省新冠肺炎中医辨治方案（试行第三版）》和全国名中医汪受传教授团队参与制订的江苏省儿童新冠肺炎诊疗方案专家建议均已由江苏省卫健委正式发布，相关方案为江苏省内和支援湖北中医医疗团队诊疗提供了权威指导。

中国中医科学院主办的文化出版单位中医古籍出版社，在做好新冠肺炎防控系列图书出版的同时，积极探索媒体融合发展的思路，开发出了"温故知'疫'——中医古今抗疫专题知识服务平台"。

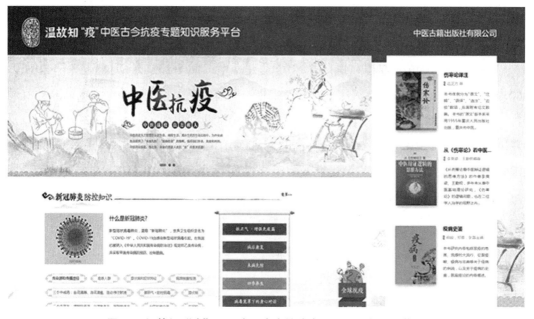

图6-7　温故知"疫"——中医古今抗疫专题知识服务平台截图

3.逆行奋战，多种针灸技法助攻各地抗疫

自新型冠状病毒肺炎疫情暴发以来，截至2020年6月，全国范围内中医药参与救治的确诊病例已经超过6万例。面对这场没有硝烟的战争，广大中医人争相请战一线，全力以赴救治每位患者，用汗水和中医智慧筑起守护生命的另一道坚固防线。在抗疫一线，他们有一个共同的名字——中医药人，他们有一个强大的武器——中医药学，他们有一股打不垮的精神——大医精诚。疫情发生后，国家中医药管理局派出由张伯礼、黄璐琦、仝小林三位院士领衔的专家团队前往武汉指导临床救治，组织了中国中医科学院、北京中医药大学以及多个省份的中医药精锐力量，仅仅一个月时间不到，就先后派出五批国家中医医疗队共757人支援武汉。29

个省（区、市）和新疆生产建设兵团600多家中医医院共派出4 900余名医务人员支援湖北。在抗疫一线，形式多样的针灸疗法发挥了不可或缺的作用。

（1）银针救重症

2020年2月15日，广东省中医院重症医学专家邹旭教授一行至武汉市汉口医院呼吸一区开展中医查房时，刚好遇到一重症新冠肺炎患者出现气促、烦躁、呼吸困难。广东医疗队的西医同行们立即予无创机械通气，当时患者大汗淋漓、烦躁，难以配合呼吸机，气促，呼吸30～40次/min，血氧饱和度59%，心率130～140次/min，病情岌岌可危。西医同道马上邀请邹旭教授帮忙查看患者。

紧急了解病情后，邹旭教授立马取出针灸针，在患者双下肢的太溪施针，一边安抚患者，一边捻转着细针，患者的烦躁情绪慢慢得到缓解，邹旭教授遂在患者双上肢的合谷予以施针，十几分钟后患者逐渐安静下来，生命体征渐趋稳定，呼吸频率降至25次/min，心率也下降到90次/min，外周血氧上升到80%以上。再过30 min，血氧升至90%以上。

邹旭教授在后来接受采访时说道："针刺太溪穴，激活肾经原穴激发肾气精气，在降低患者心率和呼吸频率上可取得立竿见影的效果；针刺合谷穴宣肺解表、行气开郁，可以使患者快速恢复嗅觉。"针灸只要运用娴熟、准确，起效迅速，安全无副作用。

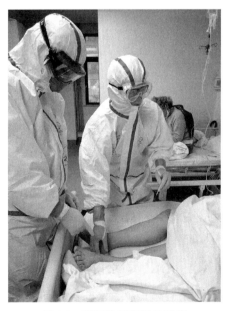

图6-8　邹旭教授银针救重症

（2）施罐以扶阳

新冠肺炎疫情暴发以来，中西医结合的诊疗方案让疫情迅速得到控制，中医药的独特优势也在疫情的防治工作中逐渐凸显出来，不少中医药诊疗方法都在抗疫斗争中派上用场。其中，湖南省中医药专长绝技项目——扶阳罐温刮温推疗法就被应用于湖北武汉抗疫一线，在保护医护人员健康，以及新冠肺炎患者的治疗、康复等方面都起到了很好的效果，为抗击疫情助武汉一"罐"之力。

武汉江夏方舱医院湖南省中医医疗队第二病区主任毛以林表示，扶阳罐温刮温推疗法对缓解部分患者腹泻、失眠、疲劳等问题具有一定疗效，而且操作简单，使用安全。因此，对于方舱医院中的轻症患者们，医疗队队员除使用中药、穴位贴敷外，还用不见明火的扶阳罐代替火罐、艾灸为患者治疗，起到驱寒祛湿、温补阳气的效果。

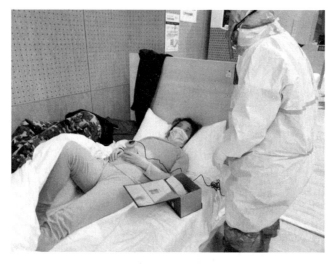

图6-9 方舱医院"施罐以扶阳"

（3）艾灸治未病

在历史上，艾灸在防治瘟疫中的作用历来被医家青睐，在古代，用艾作为防疫措施有两种方法，一是点燃艾叶用其烟进行空气消毒防疫，二是通过艾灸穴位增强人体免疫力，以达到未病先防、已病防变的作用。《备急千金药方》记载："凡入吴蜀地游宦，体上常须三两处灸之，勿令疮暂瘥，则瘴疠、温疟、毒气不能著人也。"中国科学院仝小林院士指出，新冠肺炎属"寒湿（瘟）疫"，是受寒湿疫毒而发病。而艾灸能温阳散寒，疏通经络，是防治新冠肺炎的重要方法之一。自疫情发生后，全国多地政府、中医院，以及一线临床均大量使用艾灸抗疫，取得了良好效果。国际灸法大会还在全行业发起"用艾抗疫、艾心捐赠"大型公益募捐活动。

"白甲十万，疫魔三月战。江城生死皆好汉，数英雄独颜汗。中央经略济生，举国众志成城。中西协和防治，环球凉热彰明。"这首《清平乐·人民才英雄》是人民英雄张伯礼接受采访后所做，表达了他的真情实感。

针灸在抗疫过程中"大显身手"，实践证明，针灸疗法治疗新冠肺炎特点突出、疗效显著，值得临床借鉴运用。

第三节　传承针艾，未来可期

一、传承是根本要义

习近平总书记提出要遵循中医药发展规律，传承精华，守正创新，推动中医药走向世界，充分发挥中医药防病治病的独特优势和作用，为中医针灸的发展指明了方向。

中医针灸文化的保护和传承是加速针灸发展的前提条件，也是发展的灵魂。《黄帝内经》以及《针灸甲乙经》所形成的系统理论，不断在后世得到了丰富和完善，但其基本的特征没有变，刺激（外在的、自然的）和穴位（人固有的）仍然是其本。针灸传承离不开对源流的探求，对理论的研究，对医术的精研，对医德的锤炼和对后备人才的培养。

源流是针灸学术理论的根基。中医针灸孕育于中国传统文化土壤，延绵数千年传承至今，不仅是一种保健和治病的实践技术，而且是人类有关生命与自然界和宇宙的知识及实践中最具代表性的文化表现形式之一，凝聚着中华民族的智慧和创造力，已成为我国具有世界影响的文化标志之一，是优秀的世界非物质文化遗产代表。

经典针灸理论的传承过程蕴藏着丰富的学术资源，传承的过程并不意味着原封不动地承袭传统，最重要的是要从理论自身着手，加强理论建设，回应时代和临床的需求。这需要我们理清传统理论的真正内涵，把文辞古奥的传统针灸理论进行系统化的调整和补充，对针灸临床治疗中产生的新的规律和技法要正确地解释，不断地归纳、提升，形成凝练的理论表达形式，根据其性质纳入针灸理论相应范畴中，明确其与既有理论中相关概念之间的关系。同时加强国际合作，运用国际通用科学语言和逻辑来表达这些内容，使之可印证、修正、补充既有的针灸理论认识，并体现在针灸理论的现代表达中。

针灸技术是指临床经验和治法技术，《灵枢·本神》中记载："用针者，察观病人之态，以知精、神、魂、魄之存亡，得失之意。"临床中疾病性质各有不同，需根据患者个体化辨证论治，如"同病异治，异病同治""用针之要，在于知调，调阴与阳"等。中医针灸作为实用医疗技术，如针灸的特殊针刺手法、特定穴位认知，以及特殊针灸器具使用等，这些在书本上很难学到，只能由掌握者口传心授，手把手地去教，才能科学地传承并不断创新。正所谓"名师带高徒"，不是什么人都能收徒，也不是什么人都能当徒弟。

医德是针灸传承与发展的基石，中医针灸文化强调"以德载术，以术弘德"，晋代杨泉指出："夫医者，非仁爱之士，不可托也；非聪明答理，不可任也；非廉洁淳良，不可信也。"没有高尚的医德、良好的医风和敬业精神，专业技术就不可能达到精湛的水平，名老中医都是德艺双馨的国医大师和"大医精诚"的典范，加强医德教育和专业思想教育，才能培养出德才兼备的优秀中医。

后备人才的培养也是针灸传承中重要的一环，通过培养，新一代的人才可以成为老中医学术思想和针灸技法的传人，通过传承，在掌握原有针灸理论，熟练使用经典针灸技法的基础上，还能够形成自身的学术思想体系，创立新说，服务于实际临床诊疗，成为新一代宗师。目前我国具有代表性的针灸学术流派包括：河南邵氏针灸流派、甘肃郑氏针法学术流派、澄江针灸学派、靳三针疗法流派、辽宁彭氏眼针学术流派、蒙医五疗温针流派、长白山通经调脏手法流派、湖湘五经配伍针推流派、广西黄氏壮医针灸流派、四川李氏杵针流派、管氏特殊针法学术流派。

二、在创新中永葆活力

创新是中医学术繁荣的原动力。针灸要想在未来的医学领域中求得发展，必须在"传承精华"的基础上，还要实现"创新"。以临床疗效为基础，积极汲取现代科学知识和技术手段，做好理念的创新、方法的创新，同时也需要范式上的创新，要将中医针灸的特点与现代科技的理念、方法有机融合，充分利用大数据、互联网的思维以及数据挖掘、人工智能等方法，将针灸融入健康中国建设的大潮之中，融入基层医疗机构的发展之中，融入百姓养生保健的日常生活之中，在健康维护中使中医针灸深邃的科学价值和独特优势得到体现和彰显。同时，要用严谨和对健康负责的态度，对社会上涌现出的新的针灸"独特技术"进行有组织、权威性的甄别，用科学来杜绝"江湖"，来回归"大医精诚"的宗旨。

在针灸"传承精华，守正创新"的过程当中，有很多医家率先垂范，躬身践行，为中医针灸的发展作出了重大的贡献。师古不泥古，创立"醒脑开窍"针法的中国工程院院士石学敏；孜孜不倦，探索针刺镇痛机制的中国科学院院士韩济生；不断创新，引领浙江省中医药改革的国医大师葛琳仪；创新中国，不断推进针灸走向世界的中国中医科学院院长刘保延等等，他们背后，还有千千万万中医针灸工作者，为中医针灸的发展不断努力。

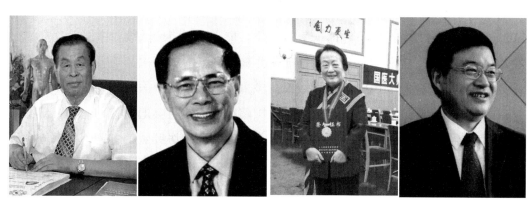

图6-10　针灸传承创新的代表，左起依次为石学敏、韩济生、葛琳仪、刘保延

三、对标国际发展，针灸未来可期

针灸申遗十年来，发展成果斐然，特别是20世纪下叶和21世纪过去的二十几年间，美国、澳大利亚、加拿大等发达国家已陆续对针灸/中医立法；未来若干年，更多的国家将确立针灸/中医在本国的合法地位。中医针灸国际化已成为21世纪发展的大趋势。

当然，在针灸的国际化进程中还存在着很多的问题。首先，就是缺乏有力的临床疗效证据，针灸以经验为主的实践模式如何获取科学数据来说明针灸的疗效和安全性，其研究方法亟待与国际通行规则接轨。其次，针灸医学在国际上还属于从属位置，被归类为"补充"或"替代"医学，甚至在某些国家被视为医疗类似行为。有些国家针灸只能由西医医师操作，有些国家针灸师不能进医院，只能在诊所工作，社会地位和经济收入也低于西医医师。再次，有关针灸的国际标准仍然匮乏，针灸的方法有几十种，除针刺以外，如灸法、刺络放血等疗法应用得还较少，多种针灸疗法配合运用的疗效优势没有能够得到充分体现，这些都是针灸走向国际进程中面临的新挑战。

面对挑战，如何保持针灸的传统并不断再创造，是我们需要思考的问题之一。这需要针灸工作者不断探索前进，落实《中共中央国务院关于促进中医药传承创新发展的意见》要求，进一步创新发展针灸的理论体系，改变以疗法分科的服务模式、开展大样本临床验证性研究，在凝聚行业共识的基础上，形成规范化标准化的临床操作指南。

虽然挑战重重，但是我们依然能够看到针灸发展的广阔前景。首先，立法将是中医针灸国际化发展的必然趋势，虽然其进展程度受到所在国执业人员的素质、中医针灸的普及、政府和政党的重视与否、国际大环境等多方因素的影响，但我们依然可以预测在21世纪中下叶的未来几十年，世界各国将会陆续对中医针灸立法。随着立法的推进，中医药针灸国际标准化亦被提上日程。其次，随着针灸国际化进程的不断推进，随着中国经济持续增长，国力逐渐加强，中医院校外语教育逐渐强化，中医药针灸国际交流将更加频繁；中国院校毕业生将会通过各种途径，源源不断地补充各国中医药针灸市场的需要，成为主流社会中医针灸的主体，及海外中医发展的主力军。而海外中医医疗机构也将逐步整合与扩大，由个体私人诊所向联合诊所甚至是具有一定规模各科齐备的中医医院转变。再次，随着互联网的快速发展和应用，地域间的距离和国界的阻碍已经被消除，中医理论方面的网络教育将实现优势共享及多方面资源组合，中医远程诊疗也已经成为现实。基于此的金融及风投也将进一步催化中医针灸国际化连锁业的发展。

中医针灸走向世界是人类健康的需要，也是世界医学科学技术发展的必然，随着国际文化交流增多，接受针灸、学习针灸的人会越来越多，针灸将成为中外医学交流的重要内容。相信中国的针灸技术，一定会为世界人民的健康事业作出巨大的贡献。

学习小结

本章介绍了针灸申遗的全过程，并介绍了针灸申遗成功后取得的重大成果，同时对针灸面临的机遇和挑战进行了分析，描绘了针灸走向国际的美好愿景。针灸是中国的，也是世界的，只有把针灸放在全球的大背景下，通过跨文化的交流和融合，才能看清它的模样，才能体会到针灸的文化之美，传承之美和传播、推广之美。每一个中医学子、每一名针灸工作者都应把握历史发展的脉搏，汇聚形成中医针灸的力量，为21世纪中医国际化大发展而奋斗。

本章思考题

1.中医针灸的文化特性是什么？

2.你认为针灸的国际化需要在哪些方面进行加强？

第七章　针灸养生治未病

本章导读

　　在日常生活中，如何不得病、少得病、得轻病？在临床实践上，怎样减少发病率、提高治愈率、降低复发率？"上工治未病"。中医学始终在为维护健康、防治疾病提供方案、贡献智慧。现代社会的发展对医学提出的新要求就是对疾病做出超前应对，即防止疾病的发生、干预病前状态。本章从治未病的思想形成入手，介绍治未病理论的体系架构，论述针灸治未病的基础研究概况，并以针灸养生保健和调理亚健康中常用的灸法和夹脊穴为例，阐述针灸对临床常见病、多发病的预防、治疗和康复。本章旨在从文献中探寻古人治未病的伟大智慧，在现代应用中领略中医针灸的神奇魅力，提高和完善学生对"未病"和健康概念的认识，感受民族文化的博大精深和薪火传承，展示历代医家的先哲智慧和中医针灸的大医之美。

第一节　"治未病"之前世今生

一、何为"治未病"？

　　"治未病"是中医学的重要思想。"治"的含义是管理、治理的意思。"治未病"就是采取相应措施，维护健康，防止疾病的发生与发展。严格来说，"治未病"包含"未病先防，既病防变，愈后防复"三个层面。强调人们应该注重保养身体，培养正气，提高机体的抗邪能力，达到未生病前预防疾病的发生，生病之后防止其进一步发展，以及疾病痊愈以后防止复发的目的，体现了中医重视预防的思维模式。将能够掌握"治未病"思想理念、擅治未病的医生称为"上工"，说明了中医对"治未病"的重视程度。事实上，中医药学几千年医疗保健中一直都在应用

"治未病"的思维方式，正因如此，"治未病"成为中国传统健康文化的核心理念之一。

"治未病"的概念最早出现于《黄帝内经》。在《素问·四气调神大论》中有论述："是故圣人不治已病治未病，不治已乱治未乱，此之谓也。夫病已成而后药之，乱已成而后治之，譬犹渴而穿井，斗而铸锥，不亦晚乎。"另有《素问·刺热论》曰："肝热病者，左颊先赤；心热病者，颜先赤；脾热病者，鼻先赤；肺热病者，右颊先赤；肾热病者，颐先赤。病虽未发，见赤色者刺之，名曰治未病。"此"病虽未发"，机体已受邪但尚处于无症状或症状尚轻的阶段。这种潜病态可发展成为某种具有明显症状和体征的疾病。《灵枢·逆顺》也指出："上工，刺其未生者也。其次，刺其未盛者也。其次，刺其已衰者也……上工治未病，不治已病。""治未病"对医生的治疗经验和水平提出了要求，是古之圣贤治病的最高境界，高明的医术要善于预防疾病，防患于未然。

人体的健康状态分为三种：一是健康未病态，即人体处于没有任何疾病时的健康状态；二是欲病未病态，即体内病理信息隐匿存在的阶段，或已经具有少数先兆症状或体征的小疾小恙状态，但尚不足以诊断为某种疾病；三是已病未传态，即人体某一脏器出现了明显病变，根据疾病的传变规律及脏腑之间的生理、病理关系，病邪可能传入其他脏腑，但病邪尚局限在某一脏腑未发生传变的状态。

"治未病"就针对以上三种状态，具有以下作用。一是未病养生，防病于先：指未患病之前先预防，避免疾病的发生，这是医学的最高目标，是健康未病态的治疗原则，也是一名优秀的中医师应该追求的最高境界；二是欲病施治，防微杜渐：指在疾病无明显症状之前要采取措施，治病于初始，避免机体的失衡状态继续发展，这是潜病未病态的治疗原则；三是已病早治，防止传变：指疾病已经存在，要及早诊断，及早治疗，防其由浅入深，或发生脏腑之间的传变，这是已病未传态的治疗原则；另外，还有瘥后调摄，防其复发：指疾病初愈正气尚虚，邪气留恋，机体处于不稳定状态，机体功能还没有完全恢复之时，此时机体或处于健康未病态或欲病未病态，故要注意调摄，防止疾病复发。

二、"治未病"之渊源

历代医家对"治未病"的思想和内容进行了继承和发扬，在他们的著作中可以见到"治未病"的理论和应用，可见古人对于"治未病"思想的重视。

神医扁鹊"治未病"的思想鲜明地体现在蔡桓公病案中。据《史记》记载，扁鹊巡诊去见蔡桓公，礼毕，侍立于桓公身旁细心观察其面容，然后说道："我发现君王的皮肤有病。您应及时治疗，以防病情加重。"桓公不以为然地说："我一点病也没有，用不着什么治疗。"扁鹊走后，桓公不高兴地说："医生总爱在没有病的人身上显能，以便把别人健康的身体说成是被医治好的。我不相信这一套。"十天以后，扁鹊第二次去见桓公，察看了桓公的脸色之后说："您的病到肌肉里面去了。如果不治疗，病情还会加重。"桓公仍不相信，并对扁鹊的说法深感不快。又过了十天，扁鹊第三次去见桓公，看过桓公后说道："您的病已经发展到肠胃里面去了。如果不赶紧医治，病情将会恶化。"桓公还是不相信，他对"病情变坏"的说法更加反感。接着又隔了十天，扁鹊第四次去见桓公。两人刚一见面，扁鹊扭头就走，这一下倒把桓公搞糊涂了。他心想："怎么这次扁鹊不说我有病呢？"于是派人去找扁鹊问原因，扁鹊说："一开始桓公皮肤患病，用汤药热敷就可以治愈；稍后他的病到了肌肉里面，用针刺术可以攻克；后来桓公的病患至肠胃，服草药汤剂还有疗效。可是目前他的病已入骨髓，人间医术就无能为力了。得这种病的人能否保住性命，生杀大权在阎王爷手中。我若再说自己精通医道，手到病除，必将招来祸害。"五天过后，桓公浑身疼痛难忍。他看到情况不妙，主动要求找扁鹊来治病。派去找扁鹊的人回来后说，扁鹊已逃往秦国去了。桓公这时后悔莫及，挣扎着在痛苦中死去了。这个病案中扁鹊通过望诊对患者蔡桓公的病位、病情作出了准确的诊断，做到了疾病的早期诊断。并且他十分重视疾病的早期治疗，多次劝说蔡桓公在疾病尚无症状的萌芽阶段及早治疗，体现了中医的"治未病"思想。

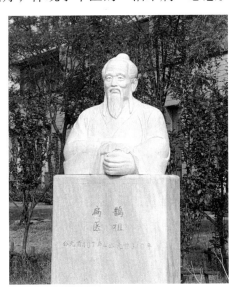

图7-1 扁鹊雕塑

医圣张仲景在《金匮要略·脏腑经络先后病脉证》中云："见肝之病，知肝传脾，当先实脾。"这是运用五行乘侮规律得出的治病防变的措施，是"治未病"思想既病防变的具体体现。据《针灸甲乙经·序》记载，一天，张仲景与侍中王仲宣相遇。张仲景说他已患病了，到了40岁的时候眉毛要脱落，然后过半年就会死去，并且告诉他服五石汤可免除。俗话说"忠言逆耳"，王仲宣嫌张仲景的话难听，就没有服药。后来果如张仲景所言，王仲宣到了40岁时先是眉落，继则死去。这个故事彰显了张仲景诊察未病的高深造诣。张仲景从未病先防、既病防变等多层面论述了"治未病"的原理、方法，指出要早期治疗。在疾病之初，要不失时机地给予正确治疗，尽量祛邪于萌芽阶段。人体是一个有机的整体，脏腑经络在生理上相互联系，也必然成为在病理状态下疾病传变的内在依据，因此，要治疗未病的脏腑以"既病防变"。

东汉末年杰出的医学家华佗，擅长外科手术并发明了世界上最早的全身麻醉剂——"麻沸散"，因而被誉为外科学始祖。他根据古代导引术，模仿虎、鹿、熊、猿、鸟五种禽兽的不同形象和特有的动作特色，创立了一套适宜于防病、祛病和保健的医疗体操——"五禽戏"，有强健脾胃的功能，能促进饮食的消化输布，使气血生化之源充足，气血流通，则身体健康而长寿，体现其"治未病"思想。

晋代著名医家葛洪，他在防病养生方面留下了许多精辟的论述。首先，提倡"养生以不伤为本"，重视身体保养。疾病形成是一个漫长的过程，是由于人们防患意识淡薄，平日不注意护形、养神而致。俗话说："病来如山倒，病愈如抽丝。"一旦造成无法挽回的不良后果，后悔晚矣。其次，强调劳逸适中，慎避外邪。他在《抱朴子》中指出，一个人之所以会常生病，皆因风寒暑湿所致。如果平日注意内养正气，形神相卫，各种邪气就不会侵犯人体。此外，葛洪还认为，维持人的生命的基本要素是气和血。人生病主要是气血亏损所致。他提出一系列不损伤气血的养生之道，其中包括：唾不及远，行不疾步，目不久视，坐不至久，卧不及疲；先寒而衣，先热而解；不欲极饥而食，食不过饱；不欲极渴而饮，饮不过多；不欲起晚，不欲汗流，不欲多睡，不欲饮酒当风，不欲广志远愿等。他在精神保健和心理卫生上还提出要除六害："一曰薄名利，二曰禁声色，三曰廉货财，四曰损滋味，五曰除佞妄，六曰去沮嫉。"他明确告诫众人："夫善养生者，先除六害，然后可以延驻于百年。"

唐代医家孙思邈认为，"治未病"要做到性命双修，节情吝神，饮食调养，劳逸结合，从而达到形神统一，形神俱康的境界，他提出了"上医医未病之病，中医医欲病之病，下医医已病之病"，将疾病分为"未病""欲病""已病"三个层次。在《备急千金要方》和《千金翼方》两书中，他还明确论证了"治未病"与养性的直接关系，"善养性者，治未病之病"，并创造了一整套养生延年的方法。此外，孙思邈重视食养之法，他说："安身之本，必资于食，是故食能排邪而安脏腑，悦神爽志以资气血，若能用食平疴，释情遣疾者，可谓良工。"在其著作中列食养、食疗食物154种，提出食物对人体的滋养作用，其本身就是最重要的增进健康、益寿延年的途径。合理安排饮食，可保证机体的营养，使五脏功能旺盛，气血充实，提高适应自然界变化的应变能力，增强抵御外邪的力量。

第二节　扶正祛邪逆针灸

针灸"治未病"是依据中医"治未病"理论，选择一定的时机，应用各种针灸方法刺激机体一定的腧穴，人为激起机体适度应激的一种有效方法。它通过增强机体的抵抗力和耐受力而达到防病保健的目的，现代多称为"逆针灸"。

"逆针灸"一词首见明代高武的《针灸聚英》，即"无病而先针灸曰逆。逆，未至而迎之也"，是指在机体无病或疾病发生之前，预先应用针灸方法，激发经气，调和气血，扶正祛邪，提高机体抵御各种致病因子的能力，从而防治疾病，减轻随后疾病的损害程度或促进健康延年益寿。逆针灸疗法因具有丰厚的中医理论基础，其防病保健作用十分肯定。

扶助正气是"治未病"之根本。任何一种疾病的发生，都是正气和邪气相互斗争的过程，表现为"邪气盛则实，精气夺则虚"，所以，预防疾病发生也必须从这两方面着手：一是扶助正气，提高机体的抗邪能力；二是防止病邪的侵袭。"逆针灸"是依据正气学说而设立的具体针灸方法，是一种扶助正气的有效方法，适宜的刺激具有良性应激原的特点，既调动机体的潜能，对多靶点及横向与纵向的多环节产生调节，提高机体自身内在的抗病与应变能力，又不造成组织器官的损伤或机体功能代谢障碍等不良反应，并最终使机体保持阴阳平衡，达到预防保健的目的。这与"正气存内，邪不可干""邪之所凑，其气必虚"的理论异曲同工。

目前，针灸预防的病种广泛，涉及内、外、妇、儿等各个领域，包括防止或减轻胃肠病、中风、冠心病、癌症、男性病和妇科病等病症的发生，并对产后出血、术后胃肠反应、外科感染等急症也有很好的预防作用。另外，针灸还被用于预防癌症化疗时所出现的恶心、呕吐等胃肠反应。近几年，"逆针灸"已经应用于美容、减肥、生殖等领域，范围越来越广。

一、强壮要穴治未病

古人应用"逆针灸"防病保健有大量文献记载。《外台秘要》记载："凡人年三十以上，若不灸三里，令人气上眼暗。阳气逐渐衰弱，所以三里下气也。"说明人三十岁以后需要提前灸足三里穴，可以使气血充足。唐代孙思邈在《备急千金要方》中指出，在进入吴蜀湿热之地，提前针灸，可增强机体正气，"正气存内，邪不可干"，可抵抗瘴疠、温疟和毒气的侵袭，防止疾病的发生。《医说》中也有"若要安，丹田、三里常不干"，也是强调了若想要身体健康，应该经常灸丹田、三里穴。宋代窦材《扁鹊心书》中有："人至三十，可三年一灸脐下三百壮；五十，可二年一灸脐下三百壮；六十，可一年一灸脐下三百壮，令人长生不老。"灸脐下关元穴可不断地温壮元气，保持生命之火常燃，维持健康。

逆针灸中的常用腧穴多位于足阳明胃经、足太阳膀胱经、足少阴肾经以及任督二脉上，对先天之本（肾）和后天之本（脾胃）有重要调节作用。常用的强壮要穴包括足三里、关元、气海、肾俞、神阙、命门和膏肓俞等。针灸"治未病"还常用于小儿。《养生一言草》记载："小儿每月灸身柱、天枢，可保无病。"说明了灸法可对小儿起到预防保健、促进发育的作用。

1. "夹脊"养生之美

华佗夹脊穴，简称夹脊穴，属经外奇穴的范畴。此穴在脊柱两侧，从两旁将脊柱夹于其中，故名夹脊。其定位在背腰部，当第1胸椎至第5腰椎棘突下两侧，后正中线旁开0.5寸，一侧17穴，左右共34穴；后世在基于临床及实验研究的基础上，随着对其认识的不断深入，又加入颈夹脊穴。夹脊穴主治范围比较广，其中，上胸部穴位治疗心肺、上肢疾病，下胸部穴位治疗胃肠疾病，腰部的穴位治疗腰、腹及下肢疾病。因其治疗范围广、疗效卓著、操作安全、取穴简便，颇受临床医生的青睐。

从传统医学理论探析，夹脊穴所在位置恰是督脉与足太阳膀胱经经气重叠之处，夹脊穴于此联络处沟通二经，具有调控二经的枢纽作用，针灸夹脊穴时能起到调节两经的整合作用。督脉沿脊柱而上，总督一身之阳，为阳脉之海，又与阴脉之海（任脉）及十二经之海（冲脉）同源相通；足太阳膀胱经为一身巨阳，循行于六阳经与六阴经交汇之头背部，一身经脉之气皆通过其会合、转输和通达；因此，夹脊穴联通督脉与足太阳膀胱经，针其可平衡全身阴阳，通调脏腑气血。此外，背俞穴内应脏腑，外注背部，是人体脏腑之气输注之处，夹脊穴与背俞穴位置毗邻、主治相近，故夹脊穴亦能反映脏腑功能的变化，可作为内脏的体表反应点，联通机体内外之气，发挥内调脏腑之功，外络阴阳之效。

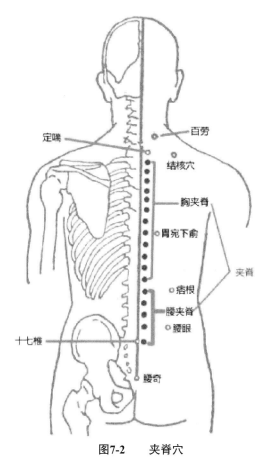

图7-2　夹脊穴

从现代医学角度出发，夹脊穴的解剖层次为：皮肤、皮下组织、浅肌层（斜方肌、背阔肌、菱形肌、腰肌筋膜、上后锯肌和下后锯肌）、深肌层（竖脊肌、横突棘肌）、脊神经及其伴行的动静脉。脊神经共有31对，每对脊神经的前、后根相连一段脊髓，将脊髓分为31个节段，前根负责运动性，后根负责感觉性。因此，刺激夹脊穴时，可通过脊神经前后根的传导，调节躯体和内脏的运动、感觉功能；亦可通过穴区的肌肉及血管发生反应，改善血液循环、解除肌肉痉挛、缓解组织疼痛，进而发挥多重效应，达到治疗疾病的目的。

在日常保健中，我们可以通过按揉、艾灸、刮痧等刺激方法进行夹脊保健。例如，用双手的拇指沿脊柱两侧由上向下反复推揉夹脊穴5 min，长期坚持按摩夹脊穴可以防治腰背疾病。也可将艾条点燃置于夹脊穴上，距离穴位皮肤2～3 cm处进行施灸，用艾条回旋灸治夹脊穴15 min，1次/d，可治疗心肺疾病、肠胃疾病、上下肢疾病。亦可采用刮痧法，用刮痧板角部由上至下刮拭夹脊穴30次，以出痧为度，隔天1次，可治疗坐骨神经痛、腰痛和强直性脊柱炎等病症。

2.灸艾养生之美

"灸"即"灼"，是灼体疗病之意。灸法是利用温热刺激皮肤穴位，激发经络的功能，进而调节机体脏腑功能来预防或治疗疾病的一种疗法。灸法中最常用的方法即为艾灸法，此法重在温阳散寒，固本培元。古代医家多用灸的方法"未病先防"，意在以正气为本，顾护正气以防疾病。在健康状态就运用灸法养生防病，使机体正气充实，可以预防病邪入侵，以防患于未然，如明代《医学入门》中记载四季交替之时各熏灸1次，便可"真气坚固，百病不生"。在灸治过程中选穴应注意辨证施灸，注意保养脾胃、固摄元气、调护脾肾。就灸法而言，不仅可以预防某些老年病，而且具有抗衰延年之效。三伏天天灸防治消化系统疾病、保健灸预防中风、中老年脐灸抗衰老等，均是利用了"逆针灸"可防病保健的优势。

在灸法的运用中，也经常选取一些具有补益作用的强壮要穴，我们以关元穴、气海穴、神阙穴和足三里穴为例具体介绍补益要穴在灸法中的应用。

关元穴，又称丹田，是男子藏精、女子蓄血的地方，是人身上元阴、元阳的交关之处，也是元气的关隘，所以叫"关元"。该穴位于下腹部，前正中线上，当脐下3寸处。

气海穴归属任脉，本穴与关元穴穴性相似，同为人体强身保健要穴。前人有"气海一穴暖全身"之誉，指气海穴有强壮全身的作用，还对下焦气机有良性调节作用。《铜人腧穴针灸图经》载："气海者，是男子生气之海也。"此穴有培补元气，益肾固精，补益回阳，延年益寿之功。该穴位于腹正中线脐下1.5寸。此二穴采用艾条灸、温灸器和隔物灸，或按、压、揉，或穴位贴敷均可。

神阙穴是人体任脉上的要穴，它位于肚脐正中，又名脐中，是人体生命最隐秘最关键的要害穴窍，是人体的长寿大穴。功善温阳救逆，利水固脱。《类经图翼》中有"若灸至三五百壮，不惟愈疾，亦且延年"。神阙为任脉上的阴穴，命门为督脉上的阳穴，二穴前后相连，阴阳相合，是人体生命能源所在，所以，古代修炼者把二穴称为水火之官。临床中常以药末填脐，上放艾炷施灸。艾炷每次3～5壮，药末可选用肉桂粉、附子泥、蒜泥等，或隔姜灸、隔盐灸。

足三里为临床常用穴，是治疗消化系统各种疾病的第一要穴，又为全身强壮要穴，临床应用范围最广泛，有健脾益胃，调和胃肠，升降气机，补虚扶正，泄热宁神，疏通经络等功能。古今大量实践证明，足三里是一个能防治多种疾病、强身健体的重要穴位，经常按摩该穴，对于抗衰老延年益寿大有裨益。此穴居于小腿前外侧，当犊鼻穴下3寸，距胫骨前缘外1横指。在日常保健中，可以选取艾炷或艾条灸，每次艾炷灸3~5壮，或艾条灸15~20 min。或每年三伏天施灸，"阳逢阳长"，对于体质虚弱，阳气偏衰的人更为适宜。

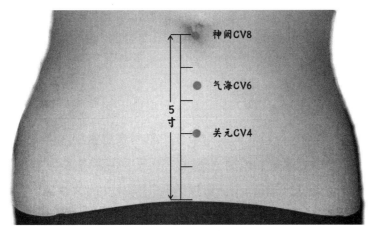

图7-3　神阙穴、气海穴和关元穴

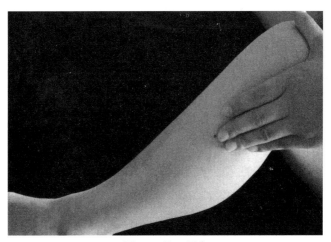

图7-4　足三里穴

　　艾灸能够通过调节人体自身免疫功能，增强机体的抗病能力，延缓衰老，符合中医"未病先防，顾护正气"的思想。T淋巴细胞亚群的分布异常与多种疾病有直接关系，临床实验研究表明，温和灸能明显提高老年人CD3$^+$和CD4$^+$T细胞的含量，恢复 CD4$^+$/ CD8$^+$的比值，改善老年人的免疫功能。通过艾灸可提高抗氧化物酶活性，抗自由基损伤。除此之外，艾灸能够调节神经内分泌功能。人类内分泌腺体的分泌细胞数量与年龄增长密切相关，随着人体功能的衰老，与人体生长、发育、成熟和衰老密切相关的甲状腺、肾上腺和男性的睾丸、女性的卵巢等内分泌腺变化明显。艾灸可通过改善垂体激素分泌水平，影响下丘脑–垂体–甲状腺轴、下丘脑–垂体–肾上腺轴、下丘脑–垂体–性腺轴，从多方面调整神经内分泌功能，改善衰老症状。

二、因时制宜治未病

中医"治未病"理念，从广义上理解应该是一种时间治疗学，因此，其治疗的关键之一就在于把握适宜的治疗时机。针灸治未病介入时机的特点可从以下几个方面理解。

1.节气养生治未病

针灸"治未病"需选择适宜的时令节气，最早在《素问·宝命全形论》中就已经提出了："人以天地之气生，四时之法成。"天地万物是人类生命的源泉，自然界更是人们赖以生存的物质基础，大自然的阴阳消长、起伏浮沉导致四时之气的运动变化，进而直接或间接地影响人体的各种生理机能和病理变化。《素问·脉要精微论》云："四变之动，脉与之上下。"反映人体的脉象可随季节气候的变化而有相应春弦、夏洪、秋毛和冬石的规律性变化。《灵枢·岁露论》中提到"人与天地相参也，与日月相应也"，突出了人类的生命活动过程中产生的变化与自然界规律相适应的本质。以上皆说明了人体生命活动与自然四时阴阳消长存在协调共振的规律，因此，选择适宜的时令节气治未病是针灸临床疗效卓著的内在原因之一。根据这一理论，后人依托《素问·四气调神大论》："圣人春夏养阳，秋冬养阴，以从其根。"正如张景岳所说："阴根于阳，阳根于阴，阴以阳生，阳以阴长，所以古人春夏养阳以为秋冬之地，秋冬养阴以为春夏之地，皆所以从其根也。"春夏养阳，秋冬养阴，是建立在阴阳互根规律基础之上的养生防病的积极措施。通过"夏病冬治、冬病夏治"以达到培养阴阳，顾护根本的作用。如清代陈修园《时方妙用》记载，于夏月三伏中，用哮喘断根神验药散："入麝五分，姜汁调涂肺俞、膏肓、百劳等穴。涂后麻瞀疼痛，切勿便去，俟三柱香尽，方去之。十日后涂一次，如此三次，病根去矣。"现代也常选夏季三伏天进行穴位敷贴或艾灸预防冬季易发的哮喘，以及冬至关元灸预防中风、感冒强身健体等，以应节顺气，顺适寒暑，未病之前给予预防，已病之初适时治疗，起事半功倍之效。而后根据"春夏养阳，秋冬养阴"的理论，又提出了"顺五季养五脏"，主要是指五季对应五脏，如肝气在春季最为旺盛，此时肝脏疾病最易发生，故针灸治疗相关未病之时，宜注重选用肝经穴位疏肝解郁，行气柔肝。与之对应其他四季：夏季宜清心，长夏宜健脾，秋季宜润肺，冬季宜滋肾。

2.随年针灸治未病

处于不同的年龄阶段，机体的阴阳消长、脏腑功能、气血运化皆不同。《素问·上古天真论》已深刻地论述了人体脏腑气血盛衰与年龄的关系。在生长、发育、壮盛以至衰老、死亡的过程中，脏腑气血由盛而衰，影响着人体生理功能，决定着人体的体质，从而决定着各年龄期对致病因素反应的能力与类型。在特定的年龄阶段，在相应腧穴给予适宜针灸刺激，可调整机体阴阳平衡，扶助正气，提高抗病能力，达到治未病的目的。

在幼童时期，幼儿无法明确表述自己的感受，且脏腑娇嫩、形气未充、生机蓬勃、发育迅速，导致其发病和治疗有其独特性和复杂性，同时，由于古代医疗条件的限制，导致新生儿死亡率较高，尤其是像小儿惊风、脐风和疟疾等疾病致死率极高。因此，古代医家普遍应用针灸疗法来预防及治疗疾病，降低新生儿的死亡率，其中，灸法的应用最为广泛。如在出生时就给予保健灸可以达到强身健体的效果，《针灸聚英》所载："大椎上三壮，可保小儿无灾难。"又如《经穴汇解》曰："身柱，预灸则不生诸病。"《针灸资生经》曰："百会，北人始生子则灸此穴，盖防他日惊风也。"《保幼新编·杂症》记载："小儿断脐后，和面作饼，围脐裹之，艾灸三壮，防脐风。"《验方新编·小儿疟疾》曰："用胡椒三粒研细末，入砂糖少许，调匀为丸，前一日入脐内以膏药盖之，至疟日未来前，抱其外游，即止。"即是采用腧穴敷贴的方法来预防疟疾。以上这些对小儿惊风、脐风和疟疾等常见病具有重要的临床指导意义。

中年时期，这一阶段既是壮年的延续，也是老年的初始，预示着身体机能由成熟开始向衰退过渡，进入了由盛趋衰的转折时期，其患病常有三个特点：突变性、潜在性和诱发性。并且这一时期脾胃之气日渐亏损，故其"治未病"的过程中要格外重视健脾。如《扁鹊心书》《外台秘要》均记载从三十岁开始介入保健灸，可以达到扶助正气，延缓衰老的效果。中年向老年过渡的更年期阶段，易受更年期综合征等疾病的困扰。中医认为更年期综合征是肾气不足，天癸衰少，冲任不足，以至阴阳平衡失调造成。因此，在更年期到来之前就应积极地开始进行防治，通过艾灸、耳穴按压、砭石、按摩和拔罐等方法以推迟更年期和衰老的到来，减轻更年期的各种不适症状，阻止更年期综合征及并发症的发生。

在老年时期，肾气逐渐衰弱，元气虚损，气虚无力推动血液运行，难以濡养五脏六腑，引起一系列衰老的症状。肾气盛则寿延，肾气衰则寿夭。因此，这一阶段重在培补元气、益肾固精以延缓衰老。如艾灸神阙可温肾健脾、调和气血、延年益寿，《类经图翼》中载隔盐灸神阙穴，治病延年。灸关元可回阳救逆、预防疾病、强壮身体，《扁鹊心书》曰："余五十时，常灸关元百余壮……每年常如此灸，遂得老年康健。"

3.随病发展治未病

针灸治未病的思想广泛应用在预防及治疗疾病的不同阶段，在人体未病时、疾病的先兆期、病情尚浅时及早治疗，可有效地预防疾病的发生或防治其进一步的传变，减轻随后疾病的损害程度；在疾病的发作间歇期及时采用针灸预防发作，则可相应地缩短病程，加快疾病向愈；而在病后恢复期采取积极措施调理则有利于机体的恢复，提高生活质量。

针灸可以预防中风，如明代杨继洲《针灸大成》曰："但未中风时，一两月前，或三四月前，不时足胫发酸发重，良久方解，此将中风之候也，便宜急灸三里、绝骨四处，各三壮……如春交夏时，夏交秋时，俱宜灸，常令二足有灸疮为妙。"指的便是中风未发时可以选用艾灸足三里和绝骨穴来预防。而当发现中风先兆时则可调节饮食起居来改善，《证治汇补·中风》曰："平人手指麻木，不时眩晕，乃中风先兆，须预防之，宜慎起居，节饮食，远房帏，调情志。"张仲景在《金匮要略》中则是明确提出了中风的预防方法，即"若人能养慎，不令邪风干忤经络，适中经络，未流传脏腑，即医治之，四肢才觉重滞，即导引、吐纳、针灸、膏摩，勿令九窍闭塞；更能无犯王法、禽兽灾伤，房室勿令竭乏，服食节其冷、热、苦、酸、辛、甘，遗形体有衰，病则无由入其腠理"。不仅指出在未病阶段要注重养生、预防中风发作的观点；同时还提出了有病需及早治疗，以防病情加重及疾病进一步传变，主动截断病程，这一过程充分体现了"治未病"的思想。

而在明代楼英《医学纲目》中则是按照中脏与中腑症状的不同进一步细化分别提出预防之法以防疾病深入恶化，"灸风中腑，手足不遂等疾，百会一穴、肩髃二穴、曲池二穴、足三里二穴、绝骨二穴、风市二穴……宜灸此诸穴。病在左灸右，在右灸左。灸风中脏，气塞涎上，不语极危者，百会一穴、风池二穴、大椎一穴、肩井二穴、曲池二穴、间使二穴、足三里二穴……此中脏之候也。不问是风与气，可速灸此七穴五七壮，日后再别灸之，随年壮止。"又如《千金翼方·疟病第十》记载："疟，灸上星及大椎，至发时灸满百壮……又觉小异，灸百会七壮……凡疟有不可瘥者，从未发前灸大椎，至发时满百壮，无不瘥。"即是指出在治疗疟疾时一定要从未发的间歇期开始灸直到发作，灸满百壮方可愈。以上皆说明准确的把握不同疾病的干预时机是针灸治未病取效的重要因素。

三、体质辨识治未病

中医学认为，不同体质类型的人，体内阴阳之气、经血盛衰状态不同，对于致病因素的反应敏感度也不相同，特殊的病理体质一定程度上导致了疾病发生，而在病发之前给予一定的药物干预、饮食干预以及运动干预等可以对患者体质进行调节，对疾病的发生有一定的抑制作用。中医学对体质的论述始于《黄帝内经》，发展至今，每个时代都有对体质进行的相关论述，从而奠定了中医体质学说的理论基础。现代关于体质的研究，以王琦教授提出的9种体质最具代表性。近年来，随着人们健康意识的提高，中医体质辨识在治未病方面得到广泛认可。王琦教授提倡走出一条具有中国特色的精准医学道路，提出"九体医学健康计划"，发现血瘀体质是冠心病的高危体质；痰湿体质是糖尿病、高血压、高血脂、高尿酸和代谢综合征的高危体质；特禀质是哮喘发生的高危体质。如果能通过体质辨识来预测易患疾病，改善偏颇体质，则能预防相关疾病的发生，阻断疾病的发展。

下面以女性更年期针灸辨质治未病方案为例，为不同体质人群针灸辨质治未病提供参考。

女性更年期针灸辨质治未病方案如下。

平和质（A型）：以阴阳气血调和，体态适中、面色红润、精力充沛等为主要特征。该体质人群性格随和开朗，平素患病较少。但是在更年期时由于内外环境的动荡，平和质易向偏颇体质转变，因此，可在四季交替时艾灸关元、神阙和肾俞，或王不留行籽耳穴按压内分泌、肾，从而调整更年期平和质体质，防止体质发生偏颇。

气虚质（B型）：以元气不足，疲乏、气短、自汗等气虚表现为主要特征。该体质人群性格内向，不喜冒险，不耐受风、寒、暑、湿邪，易患感冒、内脏下垂等病，患病后康复缓慢。气虚质针灸辨质治未病以培补元气、补气健脾为原则，可艾灸或者按摩中脘、神阙、气海、关元、足三里、脾俞，耳穴按压内分泌、肾、交感和肾上腺。

阳虚质（C型）：以阳气不足，畏寒怕冷、手足不温等虚寒表现为主要特征。该体质人群性格多沉静、内向，耐夏不耐冬；易感风、寒、湿邪，易患痰饮、肿胀、泄泻等病，感邪后易从寒化。阳虚质针灸辨质治未病以补肾温阳、益火之源为原则，选取任脉、督脉和膀胱经的腧穴。任脉神阙、气海、关元和中极这四个穴位有很好的温阳作用，可以在三伏天或者三九天，选择1~2个穴位用艾条温灸，或使用热敷、穴位贴敷、频谱仪照射等；督脉多艾灸百会、命门；膀胱经多艾灸肺俞、心俞、脾俞、肾俞；耳穴按压内分泌、肾、交感。

阴虚质（D型）：以阴液亏少，口燥咽干、手足心热等虚热表现为主要特征。该体质人群性情急躁，外向好动，不耐受暑、热和燥邪，易患虚劳、失精和不寐等病，感邪易从热化。阴虚质针灸辨质治未病以滋补肾阴、壮水制火为原则，毫针针刺肾俞、三阴交、太溪和照海等穴位，耳穴按压内分泌、肾、神门。

痰湿质（E型）：以痰湿凝聚，形体肥胖、腹部肥满、口黏苔腻等痰湿表现为主要特征。该体质人群性格偏温和、稳重，多善于忍耐，对梅雨季节及湿重环境适应能力差，易患消渴、中风和胸痹等病。痰湿质针灸辨质治未病以健脾利湿、化痰泻浊为原则，按摩或针刺中脘、脾俞、胃俞、足三里、丰隆和阴陵泉等穴位，耳穴按压内分泌、肾、脾和三焦。

湿热质（F型）：以湿热内蕴，面垢油光、口苦、苔黄腻等湿热表现为主要特征。该体质人群容易心烦急躁，对夏末秋初湿热气候、湿重或气温偏高环境较难适应，易患疮疖、黄疸和热淋等病。湿热质针灸辨质治未病以分消湿浊、清泄伏火为原则，选用督脉、膀胱经刮痧、拔罐为主，耳穴按压内分泌、肾、脾和三焦。

瘀血质（G型）：以血行不畅，肤色晦暗、舌质紫黯等血瘀表现为主要特征。该体质人群易烦健忘，不耐受寒邪，易患癥瘕（如子宫肌瘤）及痛证、血证等。瘀血质针灸辨质治未病以活血化瘀、疏经通络为原则，选用曲池、合谷、血海、三阴交、太冲、膈俞和肝俞进行针灸，或背部督脉、膀胱经刮痧、拔罐，耳穴按压内分泌、肾、肝、脾。

气郁质（H型）：以气机郁滞，神情抑郁、忧虑脆弱等气郁表现为主要特征。该体质人群性格内向不稳定、敏感多虑，对精神刺激适应能力较差，不适应阴雨天气，易患脏躁、梅核气、百合病及郁证等。气郁质针灸辨质治未病以疏肝行气、开郁散结为原则，选用中脘、气海、内关、膻中和太冲进行针刺或按摩，耳穴按压内分泌、肾、肝。

特禀质（I型）：以先天失常，生理缺陷、过敏反应等为主要特征。该体质人群性格随禀质不同情况各异，对外界环境适应能力差，如过敏体质者对易致过敏季节适应能力差，易引发宿疾。过敏体质者易患哮喘、荨麻疹、花粉症及药物过敏等；遗传性疾病，如血友病、先天愚型等。特禀质针灸辨质治未病以益气固表、养血消风为原则，选取气海、血海、膈俞及十二背俞穴等穴位针刺、按摩或用砭石按压，耳穴按压内分泌、肾、肺、肾上腺、枕、皮质下和耳中。

学习小结

随着现代医学模式正从疾病医学向健康医学转变，医学发展的重点将是"防患于未然""防微杜渐"。本章从治未病思想形成入手，介绍治未病理论的概念和渊源，论述针灸治未病的基础研究概况，重点介绍针灸治未病的理论和特点，并以针灸养生保健和调理亚健康中的常用穴位和针灸辨质治未病为例，讲授针灸治未病的常用手段和方法。针灸疗法将以独特防治疾病的特色在预防保健医学领域中占有重要地位，体现出中医针灸的预防之美。

本章思考题

1.以灸法的应用为例，说明针灸治未病如何把握治疗时机？

2.针灸治未病在穴位选取上有何特点？请举例说明。

3.通过查阅相关资料，试列举其他治未病的中医传统疗法有哪些？

第八章　自我保健上云端

本章导读

　　本章主要介绍在现今信息时代背景下自我保健方式的变化，从线上课堂、预约服务和互联养生三个方面展现自我保健与互联网的巧妙结合，让同学们充分感受云端自我保健的快捷性、便利性和实用性，深化对云端自我保健的认识，增加对针灸推拿学专业的兴趣，同时也更加直观地展现出了新时代互联网文化与传统中医文化相融合的共享便捷之美。

第一节　线上课堂，自我学习

　　21世纪以来，互联网以肉眼可见的态势高速普及和发展，网络已逐渐渗透到人们日常生活中的点点滴滴，人类社会与网络形成了一种密不可分的关系，教育、医疗等各行各业都由传统模式向"数字化管理"模式转化。而互联网的普及使人们依赖于通过网络了解来自四面八方的信息，但同时也给人们的身体健康带来了沉重负担，如近视、脱发、精神压力增大等，"亚健康"状态人群正呈现年轻化、扩大化趋势，因此，对自我健康的评价成了新时代人们衡量幸福感的指标之一，如近些年兴起的网络短语"多喝热水""妈妈喊你穿秋裤""保温杯里泡枸杞"等，正是现代社会人们对于自我保健逐渐重视的一种现实折射。

　　保健是指为了保护和增进人体健康和防治疾病而采取的综合性措施，其方式有多样，包括以服用保健食品、药品、药膳为主的食疗保健，以太极拳、八段锦、气功导引、有氧健身为主的运动保健，以穴位按摩、刮痧、艾灸、拔罐为主的针灸推拿保健等。针灸推拿是中国传统文化的瑰宝，其在发展的过程中不断汲取多种自然和人文学科知识的营养，同时又融入了中华民族优秀传统文化的血脉之中，成为传统文化不可分割的一个组成部分。在信息时代，人们经过不断地尝试，已经初步实现了将针灸推拿养生保健文化与现代互联网相融合。有了互联网的资源供给，人们可以通过网络学习养生知识，感受养生文化，体验养生服务，同时，网络又能广泛传递健康生活理念，让人们深入了解养生保健的真谛，关注自我健康。

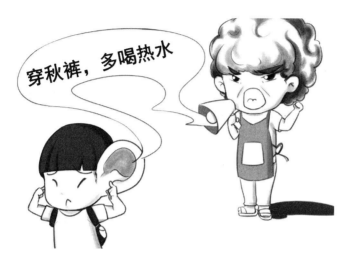

图8-1　自我保健的认识

一、线上资源齐共享

大数据时代下人们获取信息的渠道十分便利，在搜索引擎上输入检索词即可找到相关资源。各种资源的共享，使针灸推拿自我保健借助于互联网变得更加便捷。

1.针灸推拿线上资源种类

随着互联网的不断发展，针灸推拿线上资源的表现形式多种多样。

按照资源的传播方式，可以分为视频资源、音频资源、图片资源和文字资源。视频资源内容丰富、灵活生动，更易为人们所接受，如课程类的视频《小穴位大健康》《二十四节气经络穴位与养生》，讲座类的视频《名老中医百家讲坛》《"说明白·讲清楚"针灸论坛》，纪录片如《国医奇术》，演播室访谈结合专题片方式的《健康之路》《养生堂》等。长视频资源知识系统、完整，但耗时较长，不利于碎片化的时间进行学习，因此，衍生出大量知识点明确、内容紧凑的微视频、小视频、短视频，适合人们利用零散的时间进行学习，最大化地利用时间，提高学习效率。音频资源如各种有声电子书等，能够充分调动听觉，适用于开车等特殊场景或视觉障碍的特殊人群。图片资源，如各种穴位定位图，能帮助人们直观、准确地定位穴位。文字资源内容详尽，信息量大，传播覆盖面广，电子图书、电子期刊杂志等线上文字资源丰富。

按照资源受众人群，可以分为面向针灸推拿学专业人士的专业知识，以及面向普通大众的科普知识。

按照资源内容，可以分为养生功法、穴位定位、针灸推拿技术操作等讲解及演示示范，经验分享，以及不同疾病的针灸推拿防治方案等。

2.针灸推拿线上资源平台

针灸推拿线上资源可以根据需求通过搜索引擎平台输入检索词进行检索，如可以检索书籍、期刊、学者或医生姓名，也可以根据内容明确主题、关键词等进行检索，如"穴位""艾灸""刮痧""养生"等，也可以细化至某个知识点进行检索，如"合谷穴"等。检索后，打开检索的相应网页、视频、图片的链接，获取相关知识信息。此外，通过直接浏览各大视频网站或自媒体平台，如公众号、微博、短视频平台等，以及相关协会、杂志、出版社的网站或公众号等，查询相关针灸推拿养生保健知识。在针灸推拿养生领域，微博粉丝超过百万的，如"针灸匠张宝旬""程氏针灸-程凯"等。张宝旬医师以介绍养生小妙招为主，如"顺经络滚局部淡斑""急性胃痛时用拇指指腹用力按压梁丘穴2～5分钟""锐物按压后溪穴减轻落枕"等，即使是没有中医功底的人，也能通过这些小妙招学习养生之法。程凯医师主要介绍穴位相关知识，能够使人们更深刻地理解针灸推拿在养生中的作用。名师们通过微博、微信公众号等方式传播养生文化，利用自身的影响力，能够让更多的人认同中医、理解中医，进一步增强人们对于中华传统文化的自信心和认同感。

但是，通过搜索平台或者浏览等方式检索出的内容比较繁杂，各种资源通常随机交错排列，如果想要具体学习某一方面的知识，则需要借助中国大学MOOC、智慧树等网站和App的课程平台，进行相应课程的学习。网络资源为人们了解、学习中医养生文化带来了极大的便利，提供了广阔的平台。

针灸推拿线上学习资源丰富，给人们自我学习提供便利的同时，也存在着一些弊端：一是内容零散，不成体系，不便于系统学习；二是各种资源混杂，需要有一双慧眼，能够在繁杂的信息中寻找到自己所需；三是资源良莠不齐，部分资源存在着错误或不良导向，有一些甚至是虚假广告，需要进行鉴别，去伪存真。

表8-1　针灸推拿线上资源优缺点汇总

学习方式	内容传播方式	优　点	缺　点
各大视频网站	视频	内容直观，重点突出，动态教学，信息量大	内容繁杂，缺乏系统构架；长视频耗时长，传播效果差；短视频难成体系
微博	文字+视频	传播方便快捷且互动性强，成本较低	更新速度快，易被海量信息淹没；受发布字数、时长及粉丝数量所限导致传播力有限
微信公众号	文字或文字+语音、短视频	语音传播独具特色，较文字更为直观，耗费流量少，减少了获取信息的成本，加强交互氛围	传播范围和受众数量有限，客户信息安全面临极大挑战
短视频类App	短视频	拍摄制作简单、成本低，传播高速，信息接受度高	内容零散，难成体系，形式单一，用户易疲劳
养生保健类App	文字、图片、视频等	具有随时性、教学性、传播有效性特点	内容同质化严重、健康数据采集准确性差，部分内容可行度差
课程类App	视频	直观、相对系统、名师讲授	耗时长，需要具备一定的基础知识

二、自我学习借互联

2020年伊始，新冠疫情肆虐全国，各学校纷纷响应国家号召，为保护学生与老师的个人健康，教师采用线上授课形式，学生们通过网络进行课程学习。云端教学的资源不再仅仅局限于一地、一校、一师，而是可以充分利用全国甚至是全世界名校、权威专家提供的各种线上资源。如在中国大学MOOC这个向全民免费开放的课程平台中，有北京中医药大学、上海中医药大学、广州中医药大学、南京中医药大学等多家院校开设的12门推拿类课程，23门针灸类课程，5门英文针灸类课程，这些课程的参加人数达13万余人。此外，针灸推拿技术需要实践练习，实验空间——国家虚拟仿真实验平台等多家线上虚拟仿真实验平台提供了多门针灸推拿类的虚拟仿真实训。如南方医科大学黄泳教授的"颈椎病针灸治疗虚拟仿真教学实验"，通过基础知识学习、针灸技能训练及临床案例分析，基于虚拟仿真技术建立颈椎三维模型，展示病理变化，训练查体诊断，逐层透明显示穴位针刺过程，"示错"不慎针刺后果，考核临床案例分析，培养学生临床思维和诊疗能力，解决了教师资源短缺、课时和真实病人有限，以及不规范操作引起的事故不能预警等问题。

表8-2 中国大学MOOC开设的针灸推拿相关中文课程

课程名称	课程负责单位	负责人	开课次数	参加人数
保健推拿	黄冈师范学院	凌波	7	696
齐鲁小儿推拿	山东中医药大学	王琳	6	602
推拿手法学	南京中医药大学	李守栋	2	1 666
推拿手法学	长春中医药大学	刘明军	1	14 312
推拿学	河南中医药大学	郭现辉	2	10 896
推拿学基础（上）	河南职业技术学院	薛锐	5	1 709
推拿学基础（下）	河南职业技术学院	薛锐	3	2 201
推拿治疗学	山东中医药大学	王进	1	21 697
小儿推拿家庭保健与饮食调护	暨南大学	谢慧珺	6	963
小儿推拿学	南京中医药大学	吴云川	7	1 011
小儿推拿学	河南推拿职业学院	王晨	4	758
小儿推拿学	福建中医药大学	林丽莉	7	1 627
传统针灸对话现代医学	南京医科大学	张朝晖	1	118
刺法灸法学	河北中医学院	贾春生	4	615
耳穴疗法	福建中医药大学	林莺	6	1 253
经络腧穴学（双语）	山东中医药大学	王晓燕	6	1 141
经络腧穴与护理	南京中医药大学	姜荣荣	4	2 105
经络养生与文化	福建中医药大学	郑美凤	8	869
经络与女性健康	福建中医药大学	纪峰	6	926
经脉医学文化与传承	福建中医药大学	林栋	3	646
岭南针灸流派——靳三针疗法	广州中医药大学	庄礼兴	4	1 205
齐鲁针灸	山东中医药大学	张永臣	1	9 797
生命之火——灸	浙江中医药大学	林咸明	7	1 428
实验针灸学	山东中医药大学	张晶	9	678
实用针灸学——经络养生与康复	暨南大学	张毅敏	7	4 628
小穴位大健康	南方医科大学	黄泳	2	27 931
穴位解剖学	山东中医药大学	李宁	6	1 779
针灸百日通	南方医科大学	张东淑	7	3 174
针灸临床特色技术	河南中医药大学	张大伟	5	325
针灸推拿学	滨州医学院	马红	3	2 026
针灸学	南京中医药大学	袁锦虹	3	1 371
针灸学	厦门大学	孟宪军	12	2 455
针灸学	河南中医药大学	高希言	6	2 229
针灸学导论	北京中医药大学	马文珠	15	5 497
走进针灸	广州中医药大学	李敏	8	2 077

同时，借助"超星学习通"、腾讯会议、钉钉等软件及一些直播平台可以开展课程、讲座及学术会议直播，部分直播后可以观看回放，通过互联网与教师、名师、专家面对面学习交流针灸推拿养生知识。如中国针灸学会与世界针灸学会联合会主办的系列在线学术讲座"名老中医百家讲坛"，传承国粹经典，目前已有87讲，齐聚两院院士、国医大师、国家级名老中医、非遗传承人，亲传学术思想、临证经验、特色技法，尽享大师风采。以"传播养生之道、传授养生之术"为宗旨的《养生堂》系列节目，涉及中国传统医学、生活习惯和伦理道德等内容的《中华医药》系列节目，关注大众身心、保健意识、倡导健康生活为主旨的谈话类服务节目《健康之路》等，这些医学科普类节目满足了各类观众不同的兴趣和需要，不仅在电视上播出，还可以在线上进行观看。

针灸推拿养生保健线上资源丰富，云端课堂普及，人们可以根据自身需求选择学习内容，学习方式灵活，不限制时间和地点，可反复学习，利于时间安排，使资源利用最大化，拓展了学习渠道，开阔了视野，弘扬了中医的优势与特色，促进了中医养生文化的传播。

第二节 预约服务，保健到家

一、服务到家真便利

1.互联网医疗

互联网医疗包括以互联网为载体和技术手段的健康教育、医疗信息查询、电子健康档案、疾病风险评估、在线疾病咨询、电子处方、远程会诊、远程治疗和康复等多种形式的健康医疗服务，是互联网在医疗行业的新应用。近年来，各大医院纷纷建立"互联网医院"，互联网健康平台也推出在线医疗服务，缓解了实体医疗机构医疗资源不足的压力，减少医患、患患之间的接触，降低交叉感染的概率，满足了人们"不用出门就能看病"的需求。互联网医疗通过视频问诊、图文问诊、电话问诊、在线咨询等线上方式，能够及时、便捷地为初诊患者提供咨询和指导；对常见疾病、病情稳定的慢性疾病和术后出院患者进行复诊，专家线上开具处方，药品直接快递到家。

疫情发生以来，互联网医疗平台的访问量激增，因其就诊流程优化，具有海量的医疗数据支持，充分利用医生闲置时间进行线上诊疗等特点，使互联网医疗成为线下医疗的重要补充形式，在帮助用户快速解决问题、减少问诊成本等方面发挥出重要作用。当然，为避免贻误病情，急危重症患者还是应该立即到医院就诊。此外，线上问诊不能代替面对面诊疗，叩诊、触诊、实验室检查等问题也尚待解决，因此，目前一些医院和互联网健康平台也提供"上门诊疗""保健到家"的服务。

2.保健到家小实例

家住在某县城的刘女士，是一名朝九晚五的上班族。长时间地坐在电脑前办公，回家后还要面临繁杂的家务，渐渐地她感觉到后腰部双侧时常会出现酸痛感，严重时，痛感甚至会持续一整天。同事听说了刘女士的情况后劝她去医院找医生看看，以免耽误病情。刘女士很犹豫，因为每天繁重的工作使得她并没有充足的时间去医院进行系统诊治。

不过，刘女士了解到目前一些网络平台提供医生在线咨询服务，无须去线下医院就诊。于是，她在网站上预约了一名医生，医生通过她的症状，判断她是由于长期坐姿不当而导致的腰肌劳损，若不及时治疗，疼痛会日益严重，甚至患上腰椎间盘突出症，建议她去正规医院做理疗。刘女士听后不以为意，继续每天早出晚归，忙于生计。时间久了，她的腰痛越发严重。终于，在某天傍晚，正在准备晚饭的刘女士，后腰部突然疼痛剧烈，甚至不能活动，她很后悔未能早到医院进行治疗，但现在去医院路途遥远，孩子也无人照顾，不知该如何是好……

情急之下，刘女士想到之前同事与她闲聊时提到过的针灸推拿上门服务App，似乎是可以在软件上预约医生到家里出诊。她赶忙在手机上下载了一个上门服务App，通过导航定位选择了一位自己所在区域附近诊所的医生，之后医生与她电话联系确定了情况，告知刘女士需要在App上提前预约付款，付好后在家等待医生就可以了。等待期间刘女士还有些惶恐不安，害怕这是一个骗人骗财的假软件。20 min后，医生的到来消除了她心里的顾虑。

医生耐心地询问刘女士的状况，然后通过查体对她的病情进行了评估，指出她的腰痛主要是由于长期坐姿不当引发的太阳经经络不畅，气血不通，不通则痛。医生用毫针针刺刘女士双侧委中穴，进针后嘱刘女士慢慢活动腰部，刘女士感觉到疼痛立刻就减轻了，但左腰仍然有痛感，医生又针刺了刘女士腰腿部几个穴位及手上的两个穴位，起针后让她继续活动腰部，疼痛完全消失了。整个流程用了不到半个小时。刘女士第一次感觉到针灸治疗的神奇之处，更是享受了线上预约、上门服务带来的便利。虽然刘女士的病情突然加重，出现行动不便，但是通过网络预约医生，不仅没有耽误自己的最佳治疗时间，而且效果如此之好，刘女士感到十分满意。

　　之后刘女士又预约了几次上门诊疗服务，医生为她量身定制了一套治疗方案，在后续的针灸治疗中配合着推拿和拔罐，经过一个疗程的系统治疗后，刘女士的腰痛彻底痊愈了。在这期间，刘女士也跟着医生学习到了不少日常缓解疲劳、减少肌肉紧张的康复训练动作，了解了中医针灸推拿养生的相关知识。现在，每当感到身体不适，刘女士都会预约医生上门服务，不单单为了治病，也是为了自我保健。她还为自己的孩子预约了"小儿推拿"服务，调和脾胃，强身保健。同时，她还把这个App推荐给了身边的亲人和朋友，让他们也一起享受保健到家的服务。

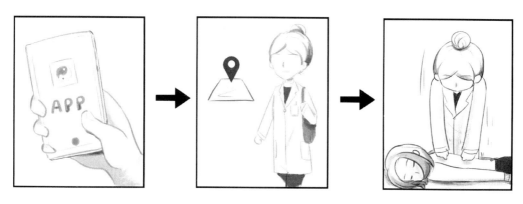

图8-2　保健到家服务示意图

　　从刘女士的故事中可以看出，互联网医疗与上门诊疗、保健到家有机结合，更加快捷方便，人们节省了线下排队和挂号的时间，只需要网络预约后在家等待即可，对于行动不便的患者和老人来说，上门服务确实是"想群众之所想，解群众之所难"，惠民利民便民。但由于这种模式会耗费医者更多的时间和精力，因此，花费的成本也相对偏高。

二、规范标准需完善

　　为贯彻落实《国务院办公厅关于促进"互联网+医疗健康"发展的意见》（国办发〔2018〕26号），进一步推动远程医疗服务持续健康发展，优化医疗资源配置，促进优质医疗资源下沉，推进区域医疗资源整合共享，提高医疗服务能力和水平，国家卫生健康委员会、国家中医药管理局于2018年7月17日印发了《远程医疗服务管理规范（试行）》。该规范对医疗机构远程医疗服务及其平台的资质、人员、设施条件等进行了相关规定。虽然这种"线上申请、线下服务"的模式，能够为出院患者或罹患疾病且行动不便的特殊人群提供更好的服务，但是如何收费、医患安全怎么保证、服务评价体系等等仍需要规范和完善。

第三节　互联养生，创新模式

在2018年国务院办公厅印发的《关于促进"互联网+医疗健康"发展的意见》中指出加强"互联网+"医学教育和科普服务，建立网络科普平台，利用互联网提供健康科普知识精准教育，普及健康生活方式，提高居民自我健康管理能力和健康素养；推进"互联网+"人工智能应用服务。在此背景下，"互联网+医疗健康"养生保健服务新模式蓬勃发展，不仅给人们提供了重视自我健康意识的环境，还方便了人们看病就医，为提升医疗服务质量效率、增强经济发展注入了新的灵魂。

一、智能养生医疗

现代科学技术与传统医学之间的碰撞产生了各式各样绚丽的火花。互联网、人工智能、仿生学、生物电学、AI技术与针灸推拿有机结合，各种产品的研发为养生保健、防病治病提供了巨大的便利。

智能按摩椅利用机械的滚动和气泵的气压，对肩、颈、腰、背、臀、腿及脚部仿人工推拿按摩，疏通经络，促进气血循环，保持机体的阴阳平衡，全面缓解疲劳，可以家庭自用，也可以放在机场、车站、商场等公共场所，共享应用（图8-3）。智能走罐刮痧器结合了刮痧、热敷、拔罐三种疗法，促进气血循环，常用于自我保健养生。多功能艾灸仪通过发热元件及磁化装置加热艾炷，使艾绒的有效成分、挥发物通过经络穴位，作用于病灶，从而达到治疗和保健目的。便携式穴位电刺激装置具有疏通经络，提高痛阈，缓解肌肉痉挛，减少神经刺激症状，抗炎消肿的作用，是常用的防病治病针灸器材，该类设备甚至走向太空，神舟十三号航天员乘组在轨时，使用该装置预防他们出现心律失常、骨质疏松等问题，通过中华传统医学智慧的结晶为航天员身体保驾护航。

针灸机器人、艾灸机器人、按摩机器人的研发，使针灸推拿的操作更加规范高效、方便快捷。南京中医药大学研制的的针灸机器人，由机械手、取穴系统和经络仪等组成，参照人的臂长和皮脂厚度等数据，测算好下针穴位，测量精度能达到0.34 mm。同时，针灸机器人还会根据人的胖瘦和部位确定针刺深度，前臂的穴位可以深入皮肤约0.3 cm，上臂的穴位可以深入皮肤1 cm。机械手上装备力学、电学等多种传感器，以避免针刺得太深，还能控制针刺的速度并匹配合适手法，做到

"无痛进针"，能够初步实现配穴、开具针灸处方及针刺。艾灸机器人可实现艾灸的精准控温，实施雀啄灸、回旋灸、温和灸和经典督脉灸等操作，有效避免灸灰掉落到人体表面，发生烫伤事故。按摩机器人综合了柔性力控、3 d视觉和人工智能技术，能对人体姿态及局部位置进行实时识别，自动匹配脊柱位置及相关穴位，并模拟人手按推、指揉、拍法、捏法等手法的操作，力度可控且持续，操作标准。

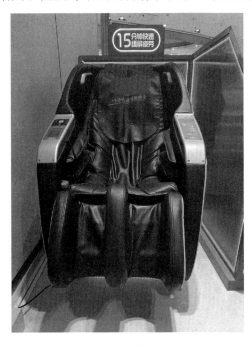

图　8-3　智能按摩椅

智能可穿戴设备，如智能理疗保健内衣、激光理疗手表、智能按摩鞋等，可监测人体心电、呼吸、体温等生理信号，通过网络通信技术，及时将数据输送到远程医疗监护中心进行监测与诊断，对心脑血管、乳腺癌等疾病的防范与治疗起到一定的积极作用，同时通过激光、远红外线、磁疗等方式对人体经络腧穴进行刺激，以达到防病治病，保健延年的目的。

5G 网络、AR/VR、大数据、物理学、声学等前沿技术的融入，有望提升人机互动的交互能力和感知能力，从而完整实现"智能化"。凝集了中医"望、闻、问、切"四诊智慧的智能诊疗系统、可穿戴诊疗设备、便携式家用智能理疗仪器、针灸推拿机器人、共享理疗设备的研发，将使针灸推拿养生保健更加智能化、信息化、网络化和客观化，也必将更加普及。

二、云端自我保健

中国已进入老龄化社会，健康养老成为广大人民群众和社会各行各业关注的焦点。"互联网养老院""互联网+社区养老"借助互联网、定位和传感技术、手机App 等，将养老机构的专业养老服务配送到老人家里。这种创新模式，依托其线下养老服务资源和软硬件终端能力，不但能为养老机构增加效益，同时也为机构、社区、居家的老人打通了居家—社区—机构一条龙的服务链条。根据不同使用场景开发PC 端、微信端、手机App、TV 端等应用载体，为全国养老服务机构提供技术支撑，可减少年轻人的生活压力，也满足了老人对幸福生活的需求。医养结合的智慧养老更受老年人的青睐，帮助老人实现健康科学养老（图8-4）。

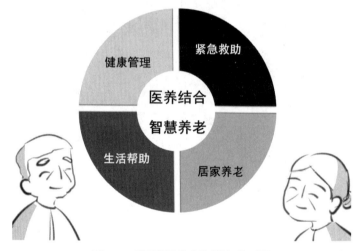

图8-4　"互联网养老"服务体系图

"智慧养老"模式的发展，也给中医针灸推拿养生提供了新的思路：根据互联网与养生结合的方方面面，打造出一个集"学习、服务、产品"为一体的新型"互联网+针灸推拿养生"的云端自我保健模式。首先，通过互联网开展针灸推拿养生保健知识的学习，进行自我健康状态评估和自我保健。其次，当身心出现不适症状，通过互联网医疗问诊医生，根据医生的建议进行检查，根据指导进行调理和治疗，并可预约医生进行上门理疗和诊治服务，也可根据医生的建议或自身需求，选择养生产品或理疗仪器。

"互联网+针灸推拿养生"的云端自我保健模式的实现，需要网络信息平台提供真实有效、准确规范的针灸推拿相关知识；互联网医疗健康平台和上门诊疗平台加大监管力度，严格把控医生的职业素养和专业水平；网购电商平台提供真正利民有效的养生产品，坚决抵制"假药""假仪器"，切实把公众的健康放在第一位；各平台均要保护用户信息，防止泄露、盗取。

建设健康中国和积极应对人口老龄化已经上升为国家战略，云端自我保健，将有助于人民群众更加珍爱生命，关注健康，远离疾病，养生延年，让人们的健康获得感日益增强，提升幸福指数。

学习小结

借助互联网实现云端保健，能够使人们有效共享各种资源，利用这种便捷高效的模式，服务于人们对高品质生活的需求。目前看来，"互联网+针灸推拿养生"云端自我保健的市场需求大，前景广阔，但这一模式还需要进一步探索和完善，相信在不远的未来，每个人都能切身享受到"云端自我保健"带来的福利，提升幸福指数。

本章思考题

1.实现云端自我保健的途径有哪些?

2.如何完善云端自我保健模式?

参考文献

[1] 艾炳蔚, 雷正权. 针灸大家郭诚杰 [J]. 中医学报, 2012, 27 (08): 953-954.

[2] 安军明. 方氏头针调神三步法治疗神志相关病症的诊疗策略应用与推广 [Z]. 陕西省, 西安市中医医院, 2019-06-20.

[3] 柏芳芳, 谭亚芹, 苗茂. 浅谈循经感传 [J]. 中国针灸, 2015, 35 (11): 1143-1144.

[4] 北京医学院基础部针麻原理研究组. 针刺人体某些穴位对皮肤痛阈的影响 [J]. 中华医学杂志, 1973, 53 (03): 151-157.

[5] 蔡荣林, 胡玲. 试论针灸研究的传承、创新与回归 [J]. 中国针灸, 2016, 36 (08): 785-787.

[6] 常璐, 周海兵, 蹇文渊. 八廓学说在肺系疾病应用浅谈 [J]. 中医眼耳鼻喉杂志, 2020, 10 (03): 121-123.

[7] 常英. 金元时期针灸学术特点的研究 [D]. 石家庄: 河北医科大学, 2011.

[8] 陈惠畴. 经脉图考 [M]. 上海: 上海民和书局, 1928.

[9] 陈明人, 陈日新. 针刺镇痛效应特点与一般规律 [J]. 江西中医学院学报, 2008, 20 (6): 46-47.

[10] 陈沫金. 针灸的故事 [M]. 太原: 山西科学技术出版社, 2014.

[11] 陈瑞莹, 徐平. 宋代以前针灸图像考 [J]. 中医文献杂志, 2009, 27 (05): 32-34, 60.

[12] 陈秀香, 张曼, 黄银燕, 等. 如何利用互联网推动中医传承 [J]. 中国中医药现代远程教育, 2018, 16 (06): 37-41.

[13] 陈奕宏, 刘家瑞. 头针理论体系的分类及其特点 [J]. 内蒙古中医药, 2013, 32 (34): 68.

[14] 程海英. 针灸要传承也需创新和突破 [N]. 健康报, 2016-08-31 (005).

[15] 丹波康赖. 医心方 [M]. 北京: 人民卫生出版社, 1955.

[16] 杜昌华. 以生物全息律为依据探索耳穴分布规律 [J]. 中国针灸, 1997, 17 (05): 308-311.

[17] GB/T13734—2008 耳穴名称与定位 [S]. 北京: 中国标准出版社, 2009.

[18] 范名金. 传承和发展针灸学科的初浅思考 [A]. 中国科学技术协会、陕西省人民政府. 第十八届中国科协年会——分16 针灸大科学研究学术高峰论坛论文集 [C]. 北京: 中国科学技术协会学会学术部, 2016, 85-87.

[19] 方云鹏. 手象针与足象针 [M]. 西安: 陕西科学技术出版社, 1986.

[20] 封丽华, 王岩, 高希言, 等. 艾灸对亚急性衰老小鼠抗氧化酶活性影响的实验研究 [J]. 河南中医学院学报, 2004, 19(3): 14-15.

[21] 冯璐, 昵图. 思考, 在中医针灸 "入遗" 后 [J]. 金桥, 2014(03): 56-59.

[22] GB/T 21709. 3—2008 针灸技术操作规范·第三部分耳针 [S]. 北京: 中国标准出版社, 2008.

[23] 葛洪. 抱朴子内篇 [M]. 北京: 中国中医药出版社, 2015.

[24] 葛钦甫. 葛氏掌针法 [M]. 香港: 华夏文化出版社, 2012.

[25] 管遵惠, 管傲然, 丁丽玲, 等. 论传承中医针灸学术的三要素 [A]. 云南省中医药学会、云南省中西医结合学会、云南省针灸学会、云南省民族民间医药学会. 首届兰茂中医药发展学术论坛暨云南省中医药界2014'学术年会论文汇编 [C]. 昆明: 云南省中医药学会, 2014, 492-494.

[26] 郭碧倩, 李玮, 田岳凤, 等. 针灸铜人考证 [J]. 山西中医学院学报, 2019, 20(04): 248-249, 304.

[27] 郭义. 实验针灸学 [M]. 北京: 中国中医药出版社, 2021.

[28] 国务院办公厅关于促进 "互联网+医疗健康" 发展的意见(国办发〔2018〕26 号)_政府信息公开专栏 [EB/OL]. [2022/11/27]. http://www. gov. cn/zhengce/content/2018-04/28/content_5286645. htm?ivk_sa=1024320u.

[29] 国医大师成长之路系列| 郭诚杰: 从 "为母治病" 到成为国医大师 [EB/OL]. [2022/11/27]. http://www. 360doc. com/content/17/0108/21/14006175_621145545. shtml.

[30] 韩济生. 针刺镇痛原理研究 [M]. 石家庄: 河北教育出版社, 2003.

[31] 黑龙江省祖国医药研究所. 针灸大成校释 [M]. 北京: 人民卫生出版社, 1984.

[32] 胡春良. 国礼《针灸铜人》青铜雕塑的制作 [J]. 铸造工程, 2020, 44(02): 69-72.

[33] 滑寿. 十四经发挥 [M]. 北京: 中国医药科技出版社, 2011.

[34] 黄诚, 秦秀娣. 针灸调节老年大鼠垂体激素分泌 [J]. 上海针灸杂志, 1997, 26(4): 30-31.

[35] 黄惠勇, 胡淑娟, 彭清华. 中医目诊的研究进展与述评 [J]. 中华中医药学刊, 2013, 31 (7): 1479-1483.

[36] 贾春生, 冯淑兰. 针灸学 [M]. 北京: 科学出版社, 2017.

[37] 贾春生, 马铁明. 微针系统诊疗学 (第2版) [M]. 北京: 中国中医药出版社, 2016.

[38] 贾怀玉. 朱明清头针医案三则 [J]. 山东中医杂志, 1992, 12 (01): 48-49.

[39] 贾丽娜, 康学智. 用互联网构建中医一脉相承的新模式——浅议互联网普及背景下中医传承方式的变革 [J]. 中国中医药现代远程教育, 2014, 12 (22): 77-78.

[40] 贾琪. 第二掌骨侧全息疗法治疗女大学生痛经的应用研究 [D]. 济南: 山东体育学院, 2011.

[41] 贾叶娟. 基于数据挖掘的手针疗法临床应用病种规律和特点 [D]. 石家庄: 河北中医学院, 2019.

[42] 蒋收获, 谢洪彬, 贝文, 等. 互联网医疗发展现况与展望 [J]. 上海预防医学, 2021, 33 (08): 664-671.

[43] 金福鑫. 《黄帝内经》眼科理论及其对后世的影响 [D]. 沈阳: 辽宁中医药大学, 2015.

[44] 阚红星, 高红磊, 陈光恩, 等. 中医针灸教学模型及仿真训练系统的研究进展 [J]. 医疗卫生装备, 2020, 41 (05): 99-103.

[45] 赖华寿, 周凌云, 李忍, 等. 基于《针灸大成》浅析百会穴的临床应用 [J]. 中医药导报, 2019, 25 (10): 112-114.

[46] 雷海燕, 郝军, 黄纲, 等. 杨继洲《胜玉歌》证治特点探析 [J]. 福建中医药, 2021, 52 (06): 36-38, 41.

[47] 李广进. 针灸——针灸木人——针灸铜人 [J]. 军事文摘, 2020, 6 (10): 52-55.

[48] 李金田. 敦煌医学研究大成 (针灸卷) [M]. 北京: 中国中医药出版社, 2020.

[49] 李慕期. 针灸学家凌云及其学术成就 [J]. 浙江中医学院学报, 1991, 15 (03): 37-38.

[50] 李娜. 中医针灸完成史上第一次"太空旅行", 便携式针灸装置为神州十三乘组保驾护航 [EB/OL]. [2022/11/27]. https://mp.weixin.qq.com/s?_biz=MzUyNDcxMDc2Nw==&mid=2247497202&idx=2&sn=d59f4e0c94d957424f8da3cfee8e7261&chksm=fa2b93f2cd5c1ae48eeb618287a2d977fed6296cd31d071960bc95fd848d5d4a29ff4b4cd245&scene=27.

[51] 李珊珊, 吴君怡, 徐世芬. 针刺麻醉镇痛的临床研究进展 [J]. 世界科学技术: 中医

药现代化, 2019, 21 (12): 2831-2836.

[52] 李世昌. 一种现代针灸铜人-经穴教学系统 [P]. 中国专利: CN204516220U, 2015-07-29.

[53] 李晓峰, 孙彦辉, 许晓康, 等. 微针系统疗法的现状及发展方向分析 [J]. 中国针灸, 2016, 36 (5): 557-560.

[54] 李学武, 刘琴, 胡元会, 等. 天灸对衰老大鼠自由基水平的影响 [J]. 中国针灸, 2001, 21 (11): 682-684.

[55] 李艳梅, 宋立中, 陈少宗. 择时温针灸关元、足三里对老年人超氧化物歧化酶、T细胞亚群的影响 [J]. 辽宁中医杂志, 2014, 41 (4): 779.

[56] 梁凤霞, 王华, 孔立红, 等. 针灸 "治未病" 特色探析 [A]. 安徽中医学院 (Anhui University of Traditional Chinese Medicine)、中国针灸学会文献专业委员会. 针灸经络研究回顾与展望国际学术研讨会论文集 [C]. 安徽: 安徽中医学院, 2010, 177-179.

[57] 林驰, 郑美凤, 黄涛, 等. "循经感传" 的源流考证 [J]. 中华中医药杂志 (原中国医药学报), 2017, 32 (12): 5435-5438.

[58] 林大勇, 张丽艳, 金鑫. 基于 "观眼识病" 的中医眼针疗法 [J]. 吉林中医药, 2009, 29 (07): 599-601.

[59] 刘保延. 遵循规律, 传承精华, 守正创新, 让针灸为健康中国做出更大贡献 [J]. 中国针灸, 2020, 40 (01): 1.

[60] 刘春兰, 许金森. 也谈 "循经感传" [J]. 辽宁中医杂志, 2016, 43 (6): 1293-1295.

[61] 刘敦愿. 汉画象石上的针灸图 [J]. 文物, 1972, 18 (06): 47-51.

[62] 刘冠军. 略论《难经》对针灸医学的贡献 [J]. 中医杂志, 1983, 2 (4): 50-52.

[63] 刘家瑛, 杨德利, 韩颖, 等. 针刺合谷穴催产、引产的研究进展 [J]. 中国中医药信息杂志, 2005, 12 (05): 108-110.

[64] 刘敬萱, 王锐卿, 张子迪, 等. 中国耳针不同流派比较与分析 [J]. 中国针灸, 2020, 40 (12): 1363-1368.

[65] 刘莱莱, 张勇勤, 杨丹, 等. 耳穴刺激对功能性胃肠疾病防治机理的研究探讨 [J]. 中医临床研究, 2020, 12 (27): 20-24.

[66] 刘莉莉, 赵百孝. 针刺辅助麻醉用于颅脑外科手术选穴分析 [J]. 中医杂志, 2012, 53 (19): 1681-1683.

[67] 刘莲兰, 桑晓宁. 浅淡历代经络图的变迁 [J]. 上海针灸杂志, 1999 (06): 37-38.

[68]刘婷,陈以国."锁骨针"法-微针疗法[J].时珍国医国药,2017,28(09):2207-2209.

[69]刘婷.陈以国教授独创的"锁骨针"法探析[D].沈阳:辽宁中医药大学,2016.

[70]刘婷.基于太极和三才原理的锁骨针法与脏腑肢体相关规律研究[D].沈阳:辽宁中医药大学,2019.

[71]刘伟,唐旖雯,雷欢.两晋至隋唐时期针灸经络图发展历程研究[J].佳木斯职业学院学报,2020,36(06):169-170.

[72]陆健.洗净世纪铅华,成就济世名医——国医大师郭诚杰成才之路[J].陕西中医学院学报,2015,38(01):3-5.

[73]吕国蔚.穴位传入与针刺镇痛的基础与临床研究[J].神经解剖学杂志,2016,32(1):119-123.

[74]吕茂东,冯姗姗.医祖扁鹊其人其事新考[J].管子学刊,2019(01):73-81.

[75]姜孟家,吴寿长,孙波,等.崔述生教授"指针点穴"法的溯源及经验探讨[J].环球中医药,2021,14(01):118-121.

[76]马继兴.敦煌古医籍考释[M].南昌:江西科学技术出版社,1988.

[77]马继兴.针灸学通史[M].长沙:湖南科学技术出版社,2011.

[78]明仿宋针灸铜人[J].中国国家博物馆馆刊,2020(07):4.

[79]欧阳修,宋祁.新唐书[M].北京:中华书局,1975.

[80]强刚,汪昂.《勿药元诊·小周天》析[J].中医临床与保健,1993,5(4):60.

[81]秦微,王彩霞,王健.五轮八廓学说与彭氏眼针溯源[J].时珍国医国药,2011,22(12):2975-2976.

[82]秦越人.难经[M].长春:时代文艺出版社,2008.

[83]深切缅怀国医大师郭诚杰教授[J].陕西中医药大学学报,2017,40(04):151.

[84]沈卫东.针刺麻醉教程[M].上海:上海科学技术出版社,2016.

[85]石云舟,单纯筱,王富春,等.影响腧穴配伍的关键因素——选穴[J].中国针灸,2015,35(10):1025-1027.

[86]孙不漏."奇八通天针"揭开千古周天之谜[J].按摩与导引,2002,18(7):63.

[87]孙思邈.备急千金要方[M].北京:人民卫生出版社,1982.

[88]孙思邈.千金方[M].长春:吉林人民出版社,1994.

[89]孙忠年.孙思邈《明堂三人图》尺度考辨[J].自然科学史研究,1993,12(01):58-63.

[90] 谭红春, 杜炜. 基于人体经络三维动画教学的研究与设计 [J]. 贵阳中医学院学报, 2019, 41 (02): 78-83.

[91] 田维柱, 海英. 眼针疗法 [M]. 北京: 人民卫生出版社, 2014.

[92] 王大妞. 石学敏: 非遗针灸传承人, 银针里藏着的初心 [J]. 老同志之友, 2019 (20): 4-6.

[93] 王定寅, 李志道.《经络学》在针灸学科中的贡献 [J]. 上海针灸杂志, 2011, 30 (06): 427-428.

[94] 王东岩, 亢连茹, 郑爽, 等. 抓紧一带一路建设契机促进针灸学科发展 [J]. 中国中医药现代远程教育, 2020, 18 (08): 29-31.

[95] 王富春, 马铁明. 刺法灸法学 [M]. 北京: 中国中医药出版社, 2016.

[96] 王洪彬, 李晓泓, 赵舒, 等. 女性更年期针灸辨质治未病方案 [J]. 中国民族民间医药, 2014, 23 (08): 40-46.

[97] 王萍, 王银, 秦芳, 等. 智能理疗保健内衣研究进展 [J]. 针织工业, 2021 (08): 90-93.

[98] 王锐卿, 张子迪, 刘敬萱, 等. 手针不同流派比较 [J]. 中国针灸, 2020, 40 (11): 1223-1228.

[99] 王天琪, 范浩, 石广霞, 等. 电针与手针在临床和基础中的比较研究 [J]. 河北中医, 2019, 41 (07): 1089-1093.

[100] 王娅玲, 关新军. 归安凌氏医学流派之凌云针灸学术思想管窥 [J]. 浙江中医杂志, 2021, 56 (07): 475-476.

[101] 王莹莹, 杨金生, 郭琪影. 经络穴位图的传承印记 [EB/OL]. http://www.cntcm.com.cn/zywh/2018-11-23/content_53244.htm, 2018-11-23/2021-11-2.

[102] 王莹莹, 杨金生. 中医针灸从远古走入当代 [J]. 世界遗产, 2016, 7 (05): 104-109.

[103] 位庚, 周睿, 李福凤. 中医面诊脏腑分属理论的研究概况 [J]. 求医问药, 2013, 11 (2): 340-341.

[104] 翁恩琪, 顾培坤. 针刺麻醉 (修订版) [M]. 上海: 上海科学技术出版社, 1984.

[105] 吴滨江. 人类非物质文化遗产"中医针灸"国际传承的战略思 [A]. 世界针灸学会联合会、中国中医科学院. Book of Abstracts of 8th World Conference on Acupuncture WFAS SYDNEY 2013 [C]. 北京: 中国针灸学会, 2013, 38-39.

[106] 吴焕淦, 施茵, 刘慧荣.《外台秘要》论灸法 [J]. 江西中医学院学报, 2004, 16 (1): 41-43.

[107] 吴沛阳. 中医针灸的发展与传承 [J]. 环球市场信息导报, 2017 (17): 145.

[108] 吴佐忻, 全瑾. 凌云的《经学会宗·图歌篇》[J]. 中医药文化, 2009, 4 (01): 53-54.

[109] 夏英. 灵枢经脉翼 [M]. 北京: 中国古籍出版社, 2015.

[110] 肖山峰, 刘祎, 胡小珍, 等. 新媒体平台上的中医针灸传播效果: 基于微信公众号的研究 [J]. 教育教学论坛, 2019, 11 (26): 206-207.

[111] 谢新才, 王桂玲. 国医大师临床经验实录: 国医大师贺普仁 [M]. 北京: 中国医药科技出版社, 2011.

[112] 徐春花, 范刚启, 赵杨. 头皮针流派比较及发挥 [J]. 中国针灸, 2016, 36 (06): 663-667.

[113] 徐淑英, 刘尔林. 针刺足三里穴治疗癌性腹痛69 例临床观察 [J]. 针刺研究, 1991, 16 (Z1): 244.

[114] 许建敏. 浅谈微针疗法 [J]. 针灸临床杂志, 1996, 12 (4): 55-56.

[115] 许建敏. 浅谈头针体系 [J]. 针灸临床杂志, 1996, 12 (1): 1-2.

[116] 闫杜海, 李成文. 宋金元时期针灸学的发展 [J]. 河南中医学院学报, 2003, 10 (05): 79-80.

[117] 杨继洲. 针灸大成 [M]. 北京: 中国中医药出版社, 2008.

[118] 杨莎, 温中蒙, 谈迎峰, 等. 多学科交叉在艾灸科研成果中的转化与应用——以智能灸法机器人研发应用为例 [J]. 成都中医药大学学报, 2022, 45 (02): 1-3, 9.

[119] 杨顺益, 林秀芬. 针灸治疗慢性痛症临床与实验研究 [J]. 新中医, 1995, 24 (06): 31-33.

[120] 尹洪娜, 李佳诺, 李全, 等. 中医针灸的发展传承与创新 [J]. 中华中医药杂志, 2019, 34 (10): 4467-4470.

[121] 余可, 宁萌, 黄彪, 等. 基于中医推拿的新型按摩手的设计与研究 [J]. 机械设计与研究, 2021, 37 (03): 22-28.

[122] 曾贻芬. 隋书经籍志校注 [M]. 北京: 商务印书馆, 2021.

[123] 张宝生, 陈朝晖, 薛广. 试论经络之美 [J]. 中国医药指南, 2009, 7 (11): 191-192.

[124] 张介宾. 类经 [M]. 北京: 人民卫生出版社, 1956.

[125] 张立剑, 李素云, 岗卫娟, 等. 论魏晋隋唐时期针灸学的显著发展 [J]. 上海针灸杂志, 2011, 30 (09): 642-645.

[126] 张卫华. 一代针灸大师, 五种精神永驻 [J]. 陕西中医药大学学报, 2019, 42 (02):

5-6, 14.

[127] 张卫华. 远去的背影—国医大师郭诚杰的"五道"人生轨迹 [J]. 陕西中医药大学学报, 2019, 42（01）: 4-8.

[128] 张效霞, 王媛, 张峰. 关于经络起源和形成的争鸣与反思 [J]. 中医研究, 1995, 8（03）: 1-3.

[129] 张应武, 杨翠兰, 姚洁美. 中医针灸的发展与传承 [J]. 亚太传统医药, 2014, 10（20）: 7-8.

[130] 张泽全. 泰铭手针 [M]. 太原: 山西科学技术出版社, 2011.

[131] 张子迪, 王锐卿, 刘敬萱, 等. 头针不同流派比较与分析 [J]. 针刺研究, 2021, 46（09）: 809-814.

[132] 赵汉青, 李金星, 康超飞, 等. 河北省针灸非物质文化遗产保护与学术传承现状 [A]. 世界针灸学会联合会、中国中医科学院、海南省卫生健康委员会. "中医针灸"申遗十周年特别活动暨世界针灸学会联合会2020 国际针灸学术研讨会论文集 [C]. 北京: 中国针灸学会, 2020, 94.

[133] 赵俊毅, 王卫东, 曹德森. 基于智能手机的便携式中医经皮穴位电刺激装置的研究 [J]. 中国医学装备, 2021, 18（06）: 13-17.

[134] 甄雪燕, 邹慧琴. 国礼——"针灸铜人" [J]. 中国卫生人才, 2017, 7（06）: 90-91.

[135] 郑德良. 望眼知健康 [M]. 沈阳: 辽宁科学技术出版社, 2008.

[136] 郑金生, 汪惟刚, 董志珍. 太平圣惠方校点本 [M]. 北京: 人民卫生出版社, 2016.

[137] 中国非物质文化遗产网·中国非物质文化遗产数字博物馆 [EB/OL]. [2022/11/27]. https://www.ihchina.cn/.

[138] 中国针灸学会 [EB/OL]. [2022/11/27]. http://www.caam.cn/.

[139] GB/T22163—2008 腧穴定位图 [S]. 北京: 中国标准出版社, 2008.

[140] 钟文. 郭诚杰针刺治疗乳腺增生病第一人 [N]. 中国医药报, 2015-08-04（004）.

[141] 周宝艳, 田新成, 葛宝和. 百会穴临床应用及研究概要 [J]. 甘肃中医, 2009, 22（02）: 74-76.

[142] 周蔓仪. 杨金生: 针灸流派传承有五个关键 [N]. 中国中医药报, 2014-11-21（003）.

[143] 周培娟, 王乐, 王爱成, 等. 灸法"治未病"理论的历史演变 [J]. 中国中医基础医学杂志, 2018, 24（9）: 1267-1269.

[144] 周学海. 针灸聚英 [M]. 北京: 中国中医药出版社, 1999.

[145] 周宇桐, 刘美荣. 小六合针法治疗腰椎间盘突出症的临床观察 [J]. 中医药导报,

2019, 25（03）: 118-120.

[146] 朱广旗. 百会穴在中医急症中的应用 [J]. 贵阳中医学院学报, 1994, 16（04）: 39-40.

[147] 朱江, 王美卿, 朱玲, 等. 针灸抗早孕及引产催产研究进展 [J]. 针刺研究, 2003, 28（01）: 74-78.

[148] 朱现民.《新刊补注铜人腧穴针灸图经》校注 [M]. 郑州: 河南科学技术出版社, 2015.

[149] 卓春萍. 明代针灸医案的研究 [D]. 北京: 北京中医药大学, 2008.

[150] 左秀玲, 白金尚. 孔最穴在肺癌止痛中的应用 [J]. 河北中医. 1991, 15（3）: 4.

[151] 赵伟康, 张洪度, 金国琴, 等. 艾灸关元穴对老年大鼠下丘脑-垂体-甲状腺轴和IL-2 的影响 [J]. 上海针灸杂志, 1996, 15（3）: 28.